然後，你就中毒了

來不及後悔的毒物真相，跟著醫師秒懂
食品安全、藥物危害、野外傷害、環境
工災等致命毒害

謹以此書

紀念已故廖明一博士，
您對台灣蛇毒血清研究的貢獻值得歷史的銘記。

感謝農業部農業藥物試驗所前副所長李宏萍，
毫無保留的協助，屢屢證實我的診斷。

感謝所有成就我的師長、病人，支持我的家人朋友，
以及在毒理學這條路上同行的所有人。

解毒劑的儲備與毒藥物諮詢服務
守護全民健康，遠離生活毒害

　　台灣的毒藥物諮詢服務上線已有將近 40 年時間。我不是毒物中心的創始者，基本上沒有資格談這個題目，不過，毒物中心是陪伴我、也是主要支持我在臨床毒物學領域成長的地方。我一直認為毒物中心設立這 30 幾年來，對台灣的醫療（尤其是緊急醫療）貢獻卓著，值得受頒一面肯定獎章。

　　我個人因為在「毒蠻牛」事件中有所表現，榮幸獲頒了「三級衛生獎章」。後來衛生署升格為衛生福利部，現在這個獎章隨著部會名稱改變，改成了「衛生福利專業獎章」，多了「福利」兩個字，由新名稱可知，此是為了獎勵對衛生及社政工作有貢獻人士所設立。

毒物中心的成立與運作，衛福部雖有部分經費補助，不
過是每年以研究計劃形式申請，受到嚴格監督，應用有限經
費。毒物中心能順暢運作，而且持續這麼多年，主要還是來
自台北榮民總醫院這家公立醫學中心成立毒物科。在毒物科
眾醫事人員協助及挹注大部分經費下，才能為台灣人民服務
這麼多年，成果豐碩、成績斐然。以下僅就我記憶所及曾經
參與過的事件，跟各位分享。

　　台北榮總毒藥物諮詢中心應該是亞洲第一個成立，並且
順利運作的中毒諮詢相關服務單位。這個概念領先其他亞洲
國家，包括日本。在美國稱作 Poison Control Center (PCC)，
中文譯為「毒物控制中心」；在英國稱為 Poison Information
Center；在台灣則直接稱作 National Poison Center。不管名
稱如何變化，根據維基百科的翻譯及定義：**毒物控制中心是
一種醫療服務，也就是當在接觸有毒或有害物質（如家庭用
品、藥品、殺蟲劑及除草劑等農藥、植物、中草藥、有毒動
物或昆蟲叮咬、食物中毒和環境污染煙霧等）時，可以透過
電話諮詢，提供即時、免費的治療建議和協助，並對潛在的
毒物問題回答或作出建議。**

　　事實上，在美國有超過 80% 的毒物暴露案例是經過電

話諮詢處理的，減少了很多不必要的醫院就診或急診，大大減少了昂貴的醫療花費。而既然是「醫療服務」，就一定會有專業的需求。因此，美國的毒藥物諮詢師必須經過一定時間訓練和認證，當然，持續定期教育和參與更是必要的。

美國的毒物中心歷史超過 60 年，起源自一群在芝加哥地區執業的小兒科醫師。他們平常會接到家屬的詢問電話，內容包羅萬象。包括：「家裡的小孩吃了祖父在服用的某種藥物會如何？」或是「拔了庭院中的某種花卉放進嘴巴中咀嚼，導致嘴巴紅腫怎麼辦？」這些問題在以前的教科書上是沒有記載的。醫師群把他們接到的問題一一記錄下來，查到解決資訊後，在旁邊註明處理方式，下次再接到相同問題時，就可以很快回覆並解決焦急家長的問題。有些醫師會把這些結果寫成文章，在醫學會或是醫學雜誌上發表。漸漸地，有醫師建議把這些訊息集結成冊，並影印發給其他醫師隨時翻閱及提供諮詢，最終成立了一個組織，就叫做 American Association of Poison Control Center (AAPCC)。

這個組織的成員在過去 20、30 年也有一些變革。最主要是中毒病人不像高血壓或心臟病患這麼大量，在成本考量之下，毒物中心的經營相當不容易。因此當時有一些文章發表，討論毒物中心角色的重要性及它的可預期和不可預期性

價值。後來美國發生 911 及其他恐怖攻擊事件，加上資料收集技術與資訊工程的蓬勃發展，毒物中心轉而變成監控部分恐怖攻擊很重要的一個協助角色。發展至今，美國五十州共有 55 個諮詢中心在運作，各自有其服務的範圍，全國統一一個免費諮詢電話號碼，一天 24 小時、一週 7 天，全年無休。民眾在 AAPCC 的網站隨時可以查看最近一個月有多少中毒諮詢，以及其他大家關心的話題。

美國因為幅員廣大，住家離醫院較遠，所以美國的毒藥物諮詢電話主要來自一般民眾，而台灣的毒藥物諮詢電話則主要來自急診室的醫護人員。這意味著這些可能毒藥物暴露中毒者大多已經到達醫院急診，這時候，毒藥物中毒「診療」的專業知識需求特別高，不僅是中毒資訊的提供而已，諮詢師更是容易受到醫療專業的挑戰。

曾經有一位急診專科醫師，花了幾週時間在美國某毒物中心進行臨床觀察學習，回國後，他特別喜歡測試台灣毒物中心提供中毒諮詢的效率。有一次，在學術會議休息時間，他對著一群同道批評毒物中心的毒藥物諮詢提供效率不彰。他表示，有次急診來了一個吞服 30 顆 Nitrazepam（硝西泮）的病人，他一邊交代現場醫護如何處置，一邊打毒藥物諮詢專線進行電話諮詢。諮詢師在問了幾個病人重要資訊後，留

下了醫師的聯絡電話，跟醫師說明資料找齊後會再回電，隨即告知病人該有的處理方式及注意事項。

這位醫師得意地繼續說，他將病患都處理完了，10幾分鐘後，諮詢中心才回覆他電話。我聽完此番言論後告訴他：「你是急診醫師，當然知道這個熟悉的藥物，知道此藥物過量時的基本處理原則。但諮詢師不是專業醫學背景，無法跟你一樣腦袋轉一下就好，不過他提供給你的卻是完整的、毒物大典上的重要訊息，包括這個藥物的藥理、毒物動力學、成癮性，以及可能的各種交互作用等等。」為了提供正確無誤及完整的資訊，當然需要時間。假如今天病人暴露的症狀是這位醫師沒看過的，毒藥物諮詢中心提供的資訊絕對不會讓他在病人面前茫然不知所措。聽完我的說明，這位醫生雖然閉上了嘴沒再多說，但他的看法似乎也代表著台灣醫院裡大部分醫師的偏差看法。

毒物中心在教育功能上其實也發揮得淋漓盡致。除了協助亞洲其他國家訓練醫師及諮詢師，從事毒藥物諮詢及臨床毒物學專科訓練等國際合作，也協助台灣急診醫學會訓練了許多急診專科醫師。這些急診醫師回到原來的醫院，將是台灣臨床毒物學發展的種子。這些醫師在毒物中心接受毒藥物諮詢訓練，時間雖然只有短短一個月，但對諮詢工作將會更

了解，未來不管在自家醫院成立毒物學團隊，或者是跟毒藥物諮詢中心合作，都能相輔相成，不管面對任何突發中毒難題或大型災難，都可迎刃而解！

本書中所分享的幾個故事，背後都有毒物中心的影子，其中最典型的就是機能飲料被下毒事件。因為有儲備解毒劑，才能應付突發中毒事件，避免無藥可用的窘境。台灣從2000年開始儲備部分緊急使用或慢性中毒的解毒劑，這當中又以中毒後短時間內必須給予解毒劑治療的中毒類型最為重要。毒蠻牛事件的氰化物中毒最具代表性，幸好早年毒物中心的長官有先見之明，儲備了兩種解毒劑，事故發生的當下才得以及時使用救治病人，同時確認了毒物類型，讓檢警及民眾鎖定來源，提高警覺，避免讓更多人陷入危險之中。

毒物中心對於濫用藥物的監控亦發揮了關鍵的角色。台灣的藥物濫用早期大多是紅中、白板或強力膠等，從1990年起開始出現一種保濟丸瓶子，裡面裝有透明結晶顆粒，流行擴散速度相當快。毒物中心除了接到很多電話諮詢，還接到一些送來急診室的病人與藥物標本。經過實驗室的檢驗，確認透明結晶顆粒是「甲基安非他命」，屬於安非他命類藥物，不過製造合成上更為簡單，主要原料是鼻塞流鼻水藥物

「鹽酸麻黃素」。因為有了這樣的發現，防毒、反毒、解毒治療上就會更清晰明確，麻黃素這種非處方藥物很快也成了「禁藥」。後來其他的濫用藥物，或是最近幾年的毒咖啡包等，毒物中心不管在檢驗分析方法、臨床治療或是流行趨勢的監控上，都扮演非常重要的反毒角色。

毒物中心更令人津津樂道的是年年舉辦國際學術研討會，不惜重金邀請國外專家蒞臨演講交流，提升台灣臨床毒物學在國際社會的地位。曾舉辦過的國際會議包括世界毒物學大會、亞太臨床毒物學大會等，每年也固定舉辦毒物學新知研討會，讓台灣相關研究人員或專家不用出國就能和國外專業交流，在學術研究與醫師精進臨床診療技能上，有很重要的推進功能。

毒物中心在協助有關單位應付毒化物災變上亦是責無旁貸。除了國人非常關心的瘦肉精事件，另有一起發生在 2001 年 5 月 18 日新竹湖口工業區的福國化學工廠爆炸意外，沒多久毒物中心就接到消防單位的電話諮詢，指出這家化學工廠現場儲存大量的丙烯腈 (acetonitrile) 毒物，小劑量即可能致死，其毒性就像氰化物，消防隊員不敢進入現場。衛生署長官來電希望毒物科醫師到現場了解狀況，順便指導必要的現場救護。這項任務最後交派給我，於是我立刻從台中趕

往位在竹北的醫院。

在住院醫師陪同下我們詳細地看了一些傷患。我確認傷患應該沒有丙烯腈暴露的問題，可能只是現場化學物質燃燒後產生大量含氮氣體所造成的呼吸道症狀。事後工安單位發現，那家公司丙烯腈的儲存量沒有想像中多，而且大型儲存桶就在這次爆炸的反應爐旁邊；由於爆炸威力強大，一發生爆炸時，高溫及爆炸威力瞬間燒毀現場其他化學物質，就算是有逸散到空氣中，也是極少量。醫院裡的傷患大多是在強大爆炸壓力下，導致的大樓玻璃或室內物品飛濺所致皮肉傷害，並不是化學品吸入所造成的不舒服。

從這個案例可知，毒物中心專業人員的現場諮詢，較能掌握現場的可能暴露，方能及時協助救災進行，就如蠻牛飲料中毒診斷出加了氰化物一般。又如北投溫泉業者偶爾出現的硫化氫中毒工安事件，透過現場環境調查及檢測，了解事情發生經過，以後在從事或安排中毒預防宣導工作時，才能事半功倍，減少憾事發生！這也是毒藥物諮詢中心在職業災害應變及研究上所扮演的積極角色。

毒藥物諮詢中心多年來救人無數，成就斐然。但隨著科技進步，網路資訊發達，資料庫的應用越來越廣泛，越來越簡單容易，很多中毒資訊在網路上幾乎唾手可得。然而，

隨時可以找到你認為的「答案」，這種誤解卻是中毒治療上最忌諱的。因為高劑量的毒物暴露中毒，其在體內所造成的傷害常會累積，導致器官傷害的惡性循環，也就是某個步驟若稍有延誤或錯誤，治療很可能就功敗垂成，令人扼腕。所以，衷心期盼未來大家能夠使用正確的資料庫進行毒藥物諮詢，和毒物中心密切合作，創造出屬於大家的 Poison Control Center in Taiwan (IT-PCC, 智慧型 PCC)。

CONTENTS

前言　守護全民健康，遠離生活毒害　　　　　　　　3

Chapter 1
食品安全

01　被下毒的飲料——氰化物「毒蠻牛」事件　　　16

02　無辜的院童——納乃得農藥中毒　　　　　　32

03　藏在食物裡的秘密——海鮮中毒還是農藥中毒？　45

04　瘦肉精哪裡來？——集體食物中毒未解之謎　59

05　中藥五寶粉補身卻更傷——重金屬鉛丹中毒　67

06　尿不尿得出來很重要！——曼陀羅花中毒　80

07　紫米一定是健康好米？——誤食殺鼠劑中毒　90

08　鮮甜葡萄成熟時——2- 氯乙醇催芽劑中毒　104

Chapter 2
藥物危害

09　來不及的悔恨——巴拉刈農藥中毒　　　　122

10　我的孩子在吸毒？——藥物濫用成癮與檢驗　　136

11　我好像中毒了?!——鎮靜安眠藥毒物檢驗　　151

Chapter 3

野外傷害

12　誰才是真正的兇手？——鎖鏈蛇毒事件　　162

13　合作的蜂群——致命的虎頭蜂攻擊　　179

Chapter 4

環境工災

14　廢鐵船裡的碼頭工人——硫化氫中毒　　194

15　移工悲歌——氫氟酸水溶液中毒　　209

16　中毒？溺水？清洗工人工安追兇——奪命的界面活性劑　　226

17　無聲的殺手——一氧化碳中毒　　238

食品安全

01 被下毒的飲料
—— 氰化物「毒蠻牛」事件

　　2005 年，台灣發生一起震驚全國，歹徒在機能飲料下毒，並向知名大廠勒索鉅額金錢的犯罪事件。毒物中心在第一時間就確定了中毒物質為劇毒氰化物，讓歹徒無所遁形，將危害控制在一定範圍內，也讓廣大民眾免受劇毒物質的威脅。

　　事發當晚，入睡前我正翻閱美國外科教授努蘭撰寫的《生命的臉》，這是一本據說是臨床醫師都應該要看過的書。電話鈴聲突然響起，是急診值班總醫師打來的電話，電話那頭急切地報告說：「市區某家醫院有個急診病人喝了飲料之後突然昏迷不省人事。病人血液驗出來是偏鹼性（數據 7.846，正常值為 7.4）；用石蕊試紙驗飲料的酸鹼度，發現是弱鹼性 pH 值 9 左右，認為會造成食道腐蝕性傷害，所

以醫院要轉診病人過來。」

正常來說，弱鹼性飲料是不會造成食道灼傷的。但病人突發性昏迷，加上血液偏鹼倒是有點奇怪⋯⋯可能是氰化物或其他特殊毒物中毒。心中有了這個念頭，我請急診醫師待病人轉來急診後，盡快再測一次血液酸鹼度。掛上電話，我知道自己責無旁貸，應該要去協助總醫師處理這個可能很麻煩的中毒個案。

臨出門之際，手機再度響起。總醫師急促地說：「病人到了！情況很危急！昏迷、休克、血壓很低，但血液不是偏鹼而是偏酸！」

這時我腦袋裡面馬上閃出一個診斷──氰化物中毒。請總醫師先將解毒劑準備好，我會以最快速度趕到。

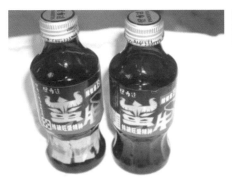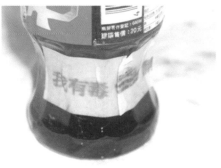

抵達急診室後，顧不得會被警衛指責摩托車違規亂停，直接就把車丟在急診門口，直衝急救室。總醫師和護理師已經將解毒劑準備好待命。我們快速地再複習並確認一下病史，確定病人血液酸鹼度只有 7.0，不是偏鹼，而是嚴重的酸中毒。因此，在氰化物中毒的臆斷下，請護理師打上一瓶氰化物解毒劑：hydroxocobalamin 羥鈷胺（Cyanokit）。結果原本已陷深度昏迷、昏迷指數 3 分的病人，在解毒劑注射一半後，竟然開始動起來了；一整瓶解毒劑全注射完時，病人已可微微睜開眼睛，並聽懂醫生護士的指示。這樣的結果，更確定了病人是氰化物中毒的診斷。

這時旁邊的其他醫護人員開始像「好鼻師」般東聞西嗅，有人覺得好像可以聞到苦杏仁的味道。見狀，我笑道：「聞到味道可能也會中毒喔。」一群人聽到後馬上一哄而散。

·　·　·

根據病人同行的友人描述：當晚他們相約去唱卡拉OK，經過便利商店時停車買兩罐提神飲料，準備要唱通宵盡興。回到車上後，同伴喝了一口表示那罐提神飲料好苦、不好喝，請他拿進去超商換。他接過來用嘴唇抿了一小口，

確實是苦的，（他後來感嘆：原來這就是苦杏仁味！）於是馬上拿著那罐有問題的飲料再進去商店，想跟超商店員換一罐正常的。

店員回覆他：「你已經開罐就不能換囉，需要的話可以再買一瓶。」

他到飲料櫃前想再拿一罐，結果發現一排相同的飲料罐瓶身都貼了一張紙，上面寫著：「我有毒！」他見苗頭不對，遂想放棄購買，直接回到車內。沒想到一上車竟發現朋友口吐白沫，倒在座位上叫不醒。他慌張地趕緊將車子直接開到對面一家醫院急診室，之後發生的事就如我們見到的那樣。而這位先生所幸只是嘴巴沾了一點點，沒有出現中毒症狀，因此也毋須施打解毒劑。

急診室內此時鬧哄哄一片，大家都在討論氰化物中毒，大家都想嘗試聞聞看苦杏仁味到底是什麼味道，你一言我一語地回想這段驚心動魄過程。突然，一位自稱台中市警察局執勤警官的人走進來，告訴我在署立醫院另外有一個發病過程類似的病人，目前身體狀況很不好。

警官：「這位病人是下班回家途中，在署立醫院附近超商買了一罐飲料，才走出超商喝下，就突然休克昏迷倒在路邊，被路人發現叫 119 送醫。」

因為接到緊急救護員報案有人疑似喝到被下毒飲料，加上隨車送來一瓶寫著「我有毒」的飲料，讓該警官直覺可能是刑事案件。同時又接獲有病人轉到我們醫院的通知，於是跟著過來著手調查。警官接著說：「該男送醫後還未查清楚病因，到院後突然心跳停止，經急救後恢復心跳目前收住加護病房，但是狀況還不穩定。」

　　聽完警官的說明後，我趕緊打電話去署立醫院確認個案情形，並建議他們使用解毒劑。因為氰化物解毒劑是毒藥物中心在衛福部的經費協助下，少量購買並儲備在幾家醫學中心以應付緊急所需，因此我們希望先提供一劑解毒劑給署立醫院試試看，不過討論過後，該院最後決定將病人轉來我們醫院集中處理。

　　這個病人的病情不太樂觀，心臟停止經過急救，血壓心跳都不穩定，而且呈現嚴重酸中毒。雖然施予 CPR 且陷入深度昏迷，我們還是嘗試給予一劑氰化物解毒劑。使用完解毒劑後，病人的酸中毒狀況一度稍微好轉，血壓心跳也稍微穩定一些，不過因為缺氧時間太久（呼吸停止加上氰化物造成的組織缺氧中毒），腦水腫情況很嚴重，經過一天的急救，最後還是不治身亡。

‧ ‧ ‧

　　這可能是一起模仿日本「千面人」的犯罪事件。從病人對解毒劑的反應來看，幾乎可以確定犯人使用的是劇毒氰化物。

　　在和警官討論過後，由警官通知各派出所值班警員，先到各超商調查或通知停止販賣該項飲料，以避免更多人中毒。我們則打電話給附近的醫院急診，隨時注意類似症狀的病患再出現，並給予適時使用解毒劑急救。警官也建議打電話通知市政府，請市政府儘速應變，結果市政府接電話的是值班代理公司，值班人員告知已記錄下來，早上 8 點交班時會把話傳下去。還好歹徒製作的有毒物飲料瓶數不多，估計不會有太多病人，院方儲備的解毒劑應該足以應付。

　　處理完畢，我到加護病房再度查看這兩個病人。第一個病人後來又多打了半劑解毒劑，她的狀況持續進步，神智清醒，血液不再出現酸中毒。不過因為插著氣管內管很不舒服，在稍微溝通安撫之後，情緒也逐漸穩定。看完病人正想回家補眠時，急救室又來電：「市區醫院又出現一個類似的病人，已經插上氣管內管協助呼吸供氧，且已在轉來本院的路上。」

這位病人是在果菜批發市場工作的年輕人，每天早上 3 點起床，4 點前打卡上班。每天上班前，他都會先到超商買一罐提神飲料，以應付凌晨的工作。這天他因為快遲到了，買完飲料後急著先喝一口，心想到了市場再將剩餘的喝完，沒想到在準備騎摩托車時就倒地不起，嚇壞的超商店員趕緊幫忙叫 119 救護車送醫。幸好他被送往的醫院急診早已接獲通知，在此之前也處理過一個更嚴重的病人，因此急救過程相當迅速確實。後來他也很快被轉送到我們醫院，立即施予解毒劑治療，及時脫離險境。

　　這是最後一個喝到被摻毒飲料的人。天亮之後，各大媒體開始報導，之後就沒有再出現中毒病人了。假如當時市府在接到通報後就立刻動起來，也許有機會避免發生凌晨 4 點的這位病人中毒也說不定。

• • •

　　回過頭來討論一下這起中毒事件到底有多嚴重？當下血中氰化物濃度是多少？

　　病人經過治療後病況皆趨於穩定，天將破曉時，我們終於處理完第三個病人。我準備回家梳洗換上工作服裝，再

回醫院開始各種說明會、記者會以及記者採訪。毒物科專業醫檢師也早已進到實驗室開工,在向他們說明完大概的病情後,經驗豐富的毒物檢驗專家就知道該如何處理標本,該稀釋幾倍下去檢測,所有作業一氣呵成。

回到加護病房探望病人時,已經有很多記者在病房門口徘徊,急著想知道病人們的狀況,以及毒物類型、毒性、病人中毒嚴重度和前一晚驚險過程。

不過因為血中氰化物的濃度檢驗採用的是「比色法」,檢測時要加入一些化學物質,等待其反應完全需要時間,一次檢測約需 2 個小時。由於實驗室報告尚需 1 ～ 2 小時才會有數值,因此,院方決定早上 10 點再開記者會。承受極大壓力的長官對著我和其他同事苦笑著說:「假如實驗室檢測不出氰化物,就完蛋了!」到時候他打算從三樓辦公室「忍辱負重地」往下跳,至於我……則應「毫無懸念」的從二樓往下跳,以示負責。

對於長官的玩笑,我只能笑著點頭回應,但內心卻不是太認同。這樣的說法可說是完全忽視毒物學的重要原則和專業。臨床上有很多狀況或診斷,是使用藥物後就可以馬上做出正確診斷的,例如低血糖昏迷。

病人在空腹下因為使用太多降血糖藥物,血糖過低而昏

迷不醒送急診，這時急診醫師會馬上給予高濃度葡萄糖靜脈注射。常常在注射完葡萄糖後，病人就會甦醒過來。這時，低血糖昏迷的診斷馬上確定，至於血糖值到底低到何種程度，則需要實驗室確認。另外，還有一種昏迷病人進到急診室，醫生發現病人瞳孔縮小到像針頭大小，胸腔的上下律動很細微，好像沒在呼吸一般，這時候他們會嘗試給病人注射一種 naloxon 藥物；這是嗎啡中毒的解毒劑，藥劑注射後，嗎啡中毒的病人很快就會醒過來，恢復正常呼吸，而嗎啡類藥物像海洛因毒品中毒的診斷，馬上就能確定。

喝下毒物飲料的病人在使用氰化物解毒劑後，馬上甦醒過來，這毋庸置疑就是氰化物中毒，只是他們血液中毒物濃度多高，需要等實驗數據來佐證。好險最後我們兩人都不用跳樓，檢驗結果在早上 9 點左右出爐，距離 10 點的記者會，我還有時間好好複習一下氰化物中毒的文獻，尤其是美國毒物大典（MICROMEDEX® Poisondex）裡有關氰化物中毒的最新資訊。

第一位女病患的血中氰化物濃度高達 7.8μg/ml，第二位嘴唇輕碰的同伴血中氰化物濃度則是正常的 0.02μg/ml，他們喝下的飲料氰化物濃度則高達 1.9%w/v。第四位果菜市場男病患的血中氰化物濃度為 1.6μg/ml，飲料所含氰化

物的濃度則是 1.6%w/v。第三位嚴重死亡的病人轉來我們醫院急診時，他的血中氰化物濃度高達 7.7μg/ml，飲料內氰化物測得的是 0.26%w/v，雖然數值相對較低，但我們猜測可能是他倒地後飲料蓋一併滑掉，瓶內氰化物蒸發掉的關係。此外，有一罐刑事組查扣的另一種飲料，測得的氰化物濃度是 0.14%w/v，從這些數據可以證明，**氰化物的毒性相當大，飲料裡面只要摻有一點點氰化物，喝一口就足以讓一個成年人致命。**

雖然氰化物的味道是大家熟悉的杏仁味，不過被摻在一般飲料中可能就只是改變了飲料原來的味道，增加了苦味而已，一般人在喝飲料過程可能不容易分辨出來。

毒飲料事件中，被摻了氰化物的飲料瓶上都貼有一張印著「我有毒」的字條，似乎在提醒人家注意，但事實上買的人一時不察還是喝下去了。在台灣，也曾發生過歹徒將鎮靜藥劑或農藥注入利樂包飲料中，真的是防不勝防。因此，為了預防這種下毒案件發生，最好是不要喝已打開過或包裝異常的市售飲料。當你懷疑被下毒時，最好的證據來源就是喝剩的飲料，而不是隔了好多天之後的尿液或血液檢體。

• • •

這次事件經調查發現，**摻進飲料的是氰化鉀，它和氰化鈉都是常見用來下毒或造成氰化物中毒的兩種化合物。**

這兩種化合物都是固態，而且是高度水溶性，在鹼性水溶液中較能維持穩定，但在中性水溶液中會緩慢釋放出氰酸氣體分子，而在酸性溶液中則會大量釋放氰酸氣。

台灣夜市有不少賣耳環、項鍊、首飾的攤位，攤商有時候會順便販賣清潔首飾的化學藥劑（洗銀水）。洗銀水的原理是用腐蝕性強的化學物，來清除銀飾表面或隙縫內的氧化物和髒東西，成分通常是硫酸、硝酸等強酸，有時候也會使用氰化鉀或氰化鈉水溶液。

過去我們曾經診療過一些主訴喝下洗銀水的病人，他們的臨床表現和文獻上所描述的大不相同。因此，我們曾針對台中一些夜市攤販的洗銀水做收集與調查，發現大部分的洗銀水為酸性，但是也有 20～30% 的洗銀水 pH 值呈鹼性，而這些鹼性洗銀水主要的化學物就是氰化物。正因為如此，當第一位喝下毒飲料病患被送進醫院急診室，石蕊試紙測出飲料酸鹼度是鹼性 pH9 時，也是讓我們聯想到飲料中含有劇毒氰化物的原因之一。

由於病患快速送醫，正確診斷，即刻使用解毒劑才能復原得這麼快。其中解毒劑的使用最為關鍵，若沒有解毒劑、

只有診斷，病人存活的機會仍然不大。

　　台灣氰化物中毒並不常見，解毒劑的使用次數屈指可數，一般醫院不可能採購這種藥物閒置，等著過期丟棄。一般會遇到的行業多是石化公司或電鍍廠，我的第一個氰化物中毒治療經驗，就是來自於一家電鍍工廠。而前文提到的洗銀水和違法毒魚，也偶爾會遇到氰化物的使用。因此，罕見的氰化物中毒對急診醫療人員來說仍是一項挑戰。

　　而過去曾發生過台中港丙烯腈槽車外洩事件，該公司當天晚上立即派員送了好幾盒自行採購的氰化物解毒劑至醫院急診室，也解決了沒有解毒劑的窘境。後來毒藥物諮詢中心經過調查及規劃後，在衛福部的支持下採購了約十套氰化物解毒劑，將其配置到全台可能會出現氰化物中毒的區域及醫院。也因為有這樣前瞻思維及計畫，這起「毒蠻牛事件」發生時，能快速及時拯救中毒病人，將受害人數降到最低。

➕ 防毒小知識

1. 在商店購買飲料或食物應注意包裝的完整性，若有疑似開封過的痕跡應避免購買和飲用。

2. 氰化物會快速阻斷細胞的呼吸機制，造成組織缺氧，對於耗氧量大的器官如大腦、心臟等會造成嚴重損害。

3. 台灣氰化物中毒多見於工廠職業性暴露，員工在使用時應做好防護並隨時注意使用安全。

4. 氰化物中毒有解毒劑可使用，但屬於專案進口藥品，每年由台北榮民總醫院毒藥物諮詢中心採購一定數量，並配置在可能中毒區域附近的大型醫院。

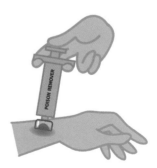

毒物醫學深入了解

氰化物的毒性相當強，一般人血中氰化物正常濃度應少於 0.05 ug/mL，濃度大於 0.5 ug/mL 可能就是明顯中毒，濃度大於 3 ug/mL 則可能致死。很多電影或柯南漫畫裡常見這樣的手法，被當作下毒的毒物之一。在動物實驗上，百分之五十 (LD50) 的致死劑量大概是 3mg/Kg(ip 腹腔注射)，也就是每公斤體重暴露到 3 毫克的量，100 隻老鼠會死掉 50 隻，死亡率極高。也由於具有驚人的毒性，因此一戰和二戰時，都有暴力國家用其當作戰劑來使用，殘害百姓。

最知名的就是二次世界大戰期間，納粹德國在波蘭奧斯威辛（Auschwitz-Birkenau）建立猶太人集中營，並使用氰化物屠殺了上百萬猶太人的殘酷事件。近期發生的則是美國在 911 恐怖攻擊後積極反擊，當然此舉也引來更多恐怖襲擊行動，尤其是生物化學毒劑的攻擊，不論是恐怖份子賓拉登或是中東激進團體 ISIS，就曾計畫將氰化鈉或氰化鉀粉末加入食品包裝內，以製造恐慌。

而案例中這三位病人使用的解毒劑稱作羥鈷胺，是維

他命 B12 的前驅物質，為粉紅色液體藥劑型態。在打入人體內後，解毒劑上的鈷金屬離子會結合氰離子 (CN-)，形成真正的維他命 B12。維他命 B12 是粉紅色，因此病人的皮膚會呈現出粉紅色，也會排出粉紅色的尿液。

氰化物的中毒機轉就像硫化氫的硫離子一般，進入細胞後，會在細胞內有「能量工廠」之稱的粒腺體上阻斷電子傳遞，迅速截斷細胞的有氧呼吸而缺氧，人體因而馬上昏迷倒地。而解毒劑羥鈷胺可以有效將氰離子移離開細胞，快速恢復細胞能量及功能，其作用之快媲美氰化物毒物本身。

事實上，硫化氫中毒的解毒劑──亞硝酸也可以用來快速解氰化物毒。只是亞硝酸鈉靜脈注射時可能會產生低血壓，而且亞硝酸鈉的作用是會先讓正常的血紅素氧化，產生變性血紅素血症，讓變性血紅素攜帶氧氣的能力大幅降低，可能會讓組織缺氧的狀況惡化。

另外，注射完亞硝酸鈉治療後，還需要再補一劑硫代硫酸鈉靜脈注射。硫代硫酸鈉可以提供一個硫原子給氰離子 (CN-)，形成毒性較低的硫氰酸鹽 (SCN)，然後從腎臟緩慢排出去，這樣才算是完全解毒，處理上稍嫌麻煩。

若是工作場域為生產氰化物的工廠，或位處離醫院較遠的地方，則可以考慮購買解毒劑套組 (cyanide antidote kit) 備用。它附有十小瓶玻璃瓶亞硝酸戊酯 (amyl nitrite)，外纏有棉紗，緊急使用時，可以用手指將玻璃瓶捏破，此時會冒出黃色煙霧，可以置於病人鼻腔前面，用氣球面罩將藥劑吹入病人氣道，快速吸收解毒。因為氰化物中毒發作速度很快，病人會很快休克昏迷，這時血壓很低，甚至沒有血壓，如果採靜脈注射解毒劑可能會找不到血管打針，耽誤急救時機。若先經由呼吸道吸入部分解毒劑，可以減輕一些毒性反應，爭取送醫急救的時間。

02 無辜的院童
—— 納乃得農藥中毒

清晨 4、5 點，手機鈴聲突然響起。反射性地從床上跳起來，腦袋因瞬間被喚醒顯得有點頭昏。忙了一整天，直到午夜，確認幾個院童呼吸狀況趨於穩定後，向來電關心院童病情的衛生處長官回報狀況，才拖著疲憊身軀回家洗澡休息。

電話另一端傳來的是農藥毒試所李組長興奮的聲音，讓我頓時清醒。

組長以高昂的聲調說著：「洪主任，是 Methomyl ！」

這答案證實了住院孩子和餐廳食物採樣的檢體確定是同一種農藥 —— 商品名為「納乃得」或「萬靈」的劇毒農藥。

從事件發生到確定中毒物質，前後不到 16 小時，「兇

手」就現形了。這也是我和李組長合作以來，「破案」速度最快的一次。

· · ·

事情發生在前一天的中午過後。

我接到一通北榮毒物中心醫師的來電，他表示南投一間教養院發生中毒事件，其中幾名孩子情況特別嚴重，衛生處長官希望將病人轉院到我這裡，請我想辦法接手治療。北榮毒物科醫師還特別強調：「目前中毒物質不明，但是症狀非常嚴重。」

接到這通求救電話後，我即刻前往實驗室，商請大家加班備戰，希望同仁能盡力搶救這些孩子們。

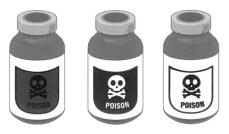

不到一個小時，小病人陸續送達。這些孩子不是插著氣管內管，就是重度智能異常的小孩……這下可傷腦筋了，不只病人的病史很難問出來，在臨床照護上也將會是重重挑戰。更糟糕的是，我竟然從小病人身上看不到任何典型的中毒症候群表徵，也無法從他們身上問出個所以然來。

當時在小病人身上，我只看到稍微縮小的瞳孔、正常的皮膚表面、大部分病童心跳速率稍慢；有些人腸蠕動正常、有些人稍微快一些；病患都沒有大小便失禁的情況，而轉診病歷上只提到病童有人抽筋、神智改變及呼吸衰竭。我心中暗覺不妙，心想這次可能無法幫上北榮的忙，要讓他們失望了…。

幸好，最後一台救護車上有一位隨車的教養院老師抵達，我趕忙詢問她事情發生的經過。

根據老師的敘述，幾個比較嚴重的孩子都是長期住在教養院裡、多重身心障礙的院童。他們可能不會表達「吃飽」，所以吃的午餐分量較多，因此中毒情況較為嚴重。她說：「12點左右大家開始在餐廳用餐，10幾分鐘後即有院童反應午餐的湯不好喝，不過有些人還是繼續喝。」

沒多久，有人開始嘔吐，有人倒下，救護車在一片忙亂中陸續抵達。10幾個病患相繼被送往附近幾家醫院急診室。

幾名院童因有呼吸衰竭傾向，急診醫師幫他們插管，保持呼吸道通暢。醫院初步判斷認為是食物中毒，至於是哪一類的中毒物質，則需等待衛生局收集檢體檢測的報告。這起集體中毒事件驚動了衛生局處長官們，紛紛緊急趕赴各醫院探視。不久後老師就接到轉院通知，由她陪同孩子們到醫院協助聯絡。

● ● ●

　　在老師敘述病童的發病過程中，終於讓我理出一些頭緒，中毒物質呼之欲出：有問題的湯 + 快速產生不適（幾分鐘內）+ 腸胃道症狀 + 呼吸衰竭 +10 幾個人同時發生（不是全餐廳內的人）等條件，農藥中毒的臆斷很快出現在我腦海裡。於是我斷定這個案件若不是有機磷農藥，就是氨基甲酸鹽的殺蟲劑中毒。

　　我快速交代急診醫護人員處理方式，特別是每個病人一定都要抽血檢測血液乙醯膽鹼脂酶活性，並請實驗室人員先放下手邊工作，優先處理這幾個病人。在下班前，所有報告都出來了，這幾個病童的相關數值大多偏低，但還在正常的範圍內。透過數據研判，我更加覺得中毒物質可能是氨基甲酸鹽，而不是有機磷農藥。

我把臆斷告訴李組長，而她的單位也正因為這案件被要求實驗室用最快的速度，在最短時間內找出答案。但難題在於：農藥種類繁多，儀器和檢測方法各有不同，標本的前段處理方法亦不相同。何況 30 年前先進的儀器有限，當時根本還沒有把未知標本放進機器，檢測報告就會自動跑出來的儀器。我的這個臆斷，正好可以讓她把主力先押在氨基甲酸鹽的檢驗上。

　　當時我還不熟悉 Methomyl 這個外文藥名的殺蟲劑，只知道氨基甲酸鹽農藥比較毒的有「萬靈」或「加保扶」等，而對農藥毒性及檢驗瞭若指掌的李組長一聽到我的臆斷後，當下就猜到是萬靈或納乃得，不愧是農藥毒物試驗所的「專家」，而不是專門騙人家的！

　　無論是防止居家環境出現蟑螂、螞蟻、蒼蠅，或是農業防治害蟲使用的殺蟲劑，若以化學結構式來區分，**最常見的三種為：有機磷、氨基甲酸鹽和除蟲菊精，且常有比較嚴重的臨床表現**。其中又以有機磷及氨基甲酸鹽中毒對臨床醫護人員診治挑戰最大。

　　病人的病況通常很嚴重且變化多端；雖然有解毒劑可用，但是解毒劑要用到恰到好處很難——過多反而會解毒劑中毒，惡化病情。我的老師曾經說過「醫療，是一種藝術」，

在這裡即可充分展現。過去我在接受臨床毒物學訓練時，碰到有機磷中毒的病人，經常是從急診室一路跟到加護病房，隨時觀察病人臨床症狀、隨時加減解毒劑量，直到我能掌握及預期半天到一天之內多少劑量解毒劑可以控制症狀並維持穩定，才勉強算及格出師。

有機磷和氨基甲酸鹽雖然主要結構不同，但兩者皆會與人體的乙醯膽鹼酯酶酵素結合，影響酵素活性並導致後續產生各種症狀。因為作用點相似，所以臨床上要鑑別這兩種殺蟲劑中毒不太容易，不過不同於有機磷和酵素會產生堅固的共價鍵，**氨基甲酸鹽的鍵結靠水解就可以解除，通常在一段時間後症狀就會自然減輕。**基於這種截然不同的臨床徵候演變，對比我們在院童身上觀察到的情況，推斷這些孩子可能暴露到的是氨基甲酸鹽，而不是有機磷殺蟲劑。

毒物實驗室聽從我的建議，大膽朝向以氨基甲酸鹽為標的農藥做檢驗分析。果然不到一天時間就確定了中毒物質──納乃得，讓警察單位可以快速確立偵查方向，迅速破案。值得慶幸的是，除了 1 名院童不幸中毒死亡，其他較嚴重的院童後來都順利康復出院。而此事件臨床診斷的成功與快速確認中毒農藥，也讓我學習到許多農藥相關知識，累積了醫學上的臨床經驗。

在此事件後，台灣社會又陸陸續續發生 20 幾起類似的中毒事件。粉末樣的納乃得，味道不是很嗆鼻，顏色像是一般麵粉或地瓜粉，濃度很高，只要加入一點點，就能達到嚴重的中毒效果，讓為非作歹的壞人常利用來下毒。曾經就有發生某寺廟因為香火鼎盛，讓附近的廟宇眼紅，偷偷在寺廟的「奉茶」桶內加了一湯匙納乃得，造成多人中毒就醫事件；另外，還有一間釣蝦場煮了薑湯提供釣客驅寒，但不幸的是，他們加的卻是被誤認為「糖粉」的殺蟲劑。

由於誤用或故意下毒的事件層出不窮，農藥管理單位因此特別規定：**粉末狀的劇毒農藥必須添加鮮明顏色以利識別**，也讓這種意外或惡意下毒事件銳減或甚至不再出現，成為農藥管理上成功的最好案例。

➕ 防毒小知識

1. 台灣對於食品農藥殘留有明確且嚴格的規範,基本上一般家庭不會因生食未洗乾淨的蔬果而造成農藥中毒,但食用前清洗仍是最佳的預防方式。

2. 在有使用農藥的農家中,平日要確實做好農藥管理:

   ● **放在孩童無法輕易取得的高處或置於上鎖櫥櫃。**

   ● **不使用寶特瓶分裝農藥。**

   ● **盛裝農藥的容器要標示清楚等。**

3. 進行噴藥作業時要確實穿好防護衣褲、防護鞋、戴口罩和手套,防止如有機磷等農藥接觸到皮膚或呼吸道黏膜,進而被人體吸收造成中毒。

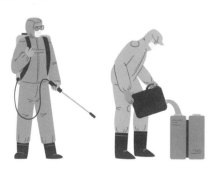

4. 若不慎中毒，除了應立即送醫外，須注意農藥甚至病人嘔吐物是否有沾染到衣物。只要一接觸有機磷，就會持續透過皮膚吸收進入人體，因此必須要徹底清潔。

5. 不建議對病人進行催吐，極有可能因此造成病人吸入性肺炎。

6. 可攜帶標有農藥名稱的容器一起就醫，並主動告知急診醫師。通常給予解毒劑後症狀就會好轉，但有機磷中毒有可能會出現神經系統方面的後遺症，出院後仍應聽從醫師指示持續回診觀察。

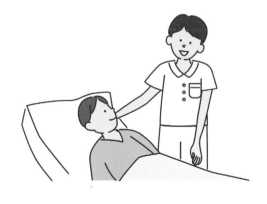

毒物醫學深入了解

　　有機磷殺蟲劑基礎結構是中央為磷離子，雙價鍵結氧或硫分子，C1 或 C2 為各種長度的碳氫烷基 (alkyl，即 CH_2-CH_2- 長鏈) 或芳香基 (aryl，帶有苯環)，X 則一樣可以為碳氫烷基或芳香基，甚至可以是鹵素元素。

$$O_1 - P - X$$

O or S
‖
O_1 — P — X
|
C_2

　　C1、C2 碳氫鍵結中，碳離子越多，碳氫鏈越長，分子越大其毒性越低；X 如果是鹵素原子毒性更強。例如 1995 年東京地鐵沙林毒氣恐怖攻擊事件中的沙林（見上圖），它的 C1 和 C2 只有 1 個或 3 個碳原子，但 X 被氟離子取代，毒性超強，1 滴針眼大小的沙林毒氣液體，就能導致 1 名成人很快死亡。

相較之下，氨基甲酸鹽類的結構式大大不同，它是氨基甲酸的酯類化合物，作用機轉雖類似有機磷殺蟲劑，但一般來說毒性較低，而且**沒有什麼特殊氣味，和有機磷特有的蒜臭味道有差別**，而這可能就是氨基甲酸鹽常被誤用的原因。

另外，有機磷和氨基甲酸鹽的作用機轉，在於它們影響到體內很重要的神經傳導物質——乙醯膽鹼 (acetylcholine, ACh) 的代謝，產生嚴重的神經毒性。

以人體來說，自主神經系統主要為交感神經和副交感神經。自主神經系統的功能在於調節內臟與血管平滑肌、心臟肌肉和腺體分泌的活動。不論交感或副交感神經系統，神經衝動從神經中樞傳出之後都會先傳到神經節，在神經節前的叫做「節前神經」，而在神經節之後的叫做「節後神經」；神經衝動再由節後神經傳到作用體產生作用。

交感神經的神經節在脊髓神經附近，因此節前神經很短；副交感神經的神經節則靠近作用器官處，因此它的節前神經反而很長。神經節上不管是交感或副交感神經，所釋放出的神經傳導物質都是乙醯膽鹼，因此，有機磷和氨基甲酸鹽殺蟲劑在人體造成的中毒症狀，皆是來自這些受

影響神經的異常表現。

這些毒藥分子在神經隙縫處會和乙醯膽鹼酯酶做化學鍵結，影響酵素對神經傳導物質乙醯膽鹼的回收，乙醯膽鹼會堆積並持續在接受體上產生作用，最終導致過度活動而產生中毒症狀。

有機磷或氨基甲酸鹽中毒症狀主要來自其受影響的神經，也就是大部分的副交感神經所負責的作用，以及神經節上的過度刺激所產生的症狀。臨床上我們可以看到病人**神智不清**或昏迷、**瞳孔縮得很小、眼睛鼻腔或口腔出現大量分泌物**，甚至多到阻礙呼吸及換氣，**肺部呼吸聲聽起來夾雜著很多水聲嘩啦響、心跳緩慢、腸道發出咕嚕聲或絞痛**，甚至**大小便失禁**，最後可見**全身皮膚濕答答**，常常濕透了衣服。

為了讓醫護人員容易記住這些症狀表現，國外文獻常用兩組英文字做記憶：「**SLUDGE**」（salivation, lacrimation, urination, diarrhea, GI upset, emesis）」或「**DUMBBELLS**」（diarrhea, urination, miosis, bronchorrhea, bronchospasms, emesis, lacrimation, laxation, sweating）。當然，還有一些其他徵候像是典型的肌肉震顫，臨床醫護人員必須要去注意

觀察。這些徵候或症狀常在中毒後幾分鐘就會出現，甚至進入嚴重階段。尤其是有機磷，因為它是高脂溶性、吸收速度快，導致中毒發作速度快，經常來不及送醫。

　　吸收進入人體的有機磷或氨基甲酸鹽會和乙醯膽鹼酯酶做化學鍵結，其中有機磷和乙醯膽鹼酯酶產生的共價鍵結特別強，這個鍵結會改變乙醯膽鹼酯酶蛋白質酵素的結構，讓此化學鍵更不容易被其他藥物（如解毒劑巴姆）給打斷，此時神經末梢要恢復正常活動，就必須等待肝臟製造出新的酵素。

　　而氨基甲酸鹽和乙醯膽鹼酯酶酵素的鍵結力道較弱，當濃度降低時，鍵結會自行水解分開，酵素可以恢復正常活性，一般在 6 到 24 小時就會恢復，中毒症狀會逐漸減輕。

03 藏在食物裡的祕密
—— 海鮮中毒還是農藥中毒？

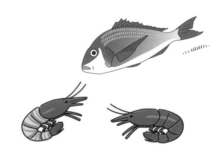

　　2003 年，台中市民組成的旅行團到南部旅遊最後一天，打算用完午餐準備打道回府。這趟三天兩夜旅遊在東港沒有吃到海鮮有點遺憾，所以團員們都對這唯一的海鮮大餐充滿了期待。

　　事後有一個住院的病人跟我說，他們從餐廳側門進入時，看到路邊停了一輛救護車。我開玩笑地問：「事情還沒發生，老闆就預知你們會中毒，所以先叫了救護車在等你們喔？」事實上，根據後來的新聞報導及某醫院醫師發表在醫學雜誌上的文章得知，那輛救護車是要載一個年紀稍大的主

廚。這位主廚在遊客還沒到的時候，就不舒服倒地不起，因此餐廳叫了 119 救護車，準備將他送醫院急診。新聞報導指向主廚可能是中風，但我猜測他應該是煮好某一道菜或湯品之後，自己在試味道時也中毒了。

團員們進到餐廳時，桌上已擺好各式海鮮料理，有韭黃炒蟹腳、炒海瓜子、清蒸鱸魚、蔥爆海蝦、海鮮炒麵、櫻花蝦炒飯、三杯雞肉、鮮魚湯等，都是大家許願希望大快朵頤的料理。沒想到開動後不到 10 分鐘，各桌就陸續發生有人激烈嘔吐、冒汗、腹痛、走路不穩，甚至突然倒地、抽搐的情況。現場一團混亂，哀叫聲、求救聲、呼叫家屬聲此起彼落。

在消防救護隊陸續到達後，所有病人被分送到高雄幾家醫院，較嚴重的人則被送入最近的大醫院插管急救。對於中毒物質眾說紛紜，有專家說這可能是河魨毒素中毒、麻痺性貝類中毒，或者是某種不知名的毒。

各個急診室醫師處理完病人後，開始請教南部一些研究海洋生物的學者專家，準備送檢體去做檢測。

開完會回家途中，我在統聯車上看到電視新聞播放，第一則焦點新聞就是旗津海產中毒事件。報導中說已經聯絡好海洋大學的教授，準備協助檢測海洋生物毒素。記者描述著

中毒發生的過程，也訪問了現場用餐的民眾，我腦海裡馬上浮出一個診斷──納乃得農藥中毒。當時，衛生署剛好在全國幾家大型醫院成立「毒化災緊急醫療救護應變準備」研究計畫，我馬上拿起電話連絡負責毒化災計劃的衛生署官員，告知他高雄發生的這起中毒事件，應該和之前南投中毒事件一樣，是納乃得農藥造成，建議他治療及檢驗方向應該修正往農藥中毒去檢測。

果然在第三天傍晚，官方的檢驗結果就確認部分食物裡的毒物是納乃得農藥。根據報導，韭黃炒蟹腳的納乃得含量為 380ppm、炒海瓜子含量更是高達 1113ppm。毒物確定後，整個案件的偵查方向就會比較正確，在醫療上的照護也能讓病人儘快恢復健康。不過，這事件的解決過程有點可惜，沒有在第一時間就確定診斷方向，可能是臨床表現不夠「典型」，在慌亂且大量病人湧現的壓力下，急診醫師無法做出正確判斷。

也或許早年高屏地區曾經歷過幾次嚴重的麻痺性貝類毒集體中毒事件，當時造成的傷害記憶猶新，因此這次事件發生也被朝向該方向判斷。

由於是來自海鮮餐廳的大量傷患，大家想到的就是「食物中毒」加上「海產中毒」，所有人的目標全部朝向「麻痺

性貝毒」或是「河魨毒」處置，卻沒有人想到竟然會有人在海鮮餐廳的廚房下毒。從分析數據來看，病人確實呈現出非完全一致的殺蟲劑中毒臨床表徵。當「非典型」表徵出現時，臨床醫師該如何持續進行診斷或修正，這需要有經驗的醫師從旁協助。當時缺少一位有經驗的急診毒物學醫師參與現場診療，也是錯失早期正確診斷的原因之一。

殺蟲劑納乃得中毒，病人臨床上應該會表現出全身濕透的流汗、瞳孔縮小、心跳緩慢等三項急診醫師比較會去注意的副交感神經過度刺激的「典型病徵」。然而，這些病人一送進急診只有 6 人被發現心跳太慢，而且是 2、3 小時後才出現的。平均每分鐘接近一百下的心跳，很難讓臨床醫師往「有機磷或氨基甲酸鹽殺蟲劑」中毒這個方向去思考。不過，有 6 個人在 3 小時後被發現心搏太慢，這倒是一個很好的提示。

這些病人出現心搏太快的症狀，至少有兩個機轉可以說明：第一是交感神經系統的神經節過度刺激所導致，有時還會伴隨血壓上升及稍微放大的瞳孔；第二是血管中樞還有反應時，中毒導致大量流汗或腹瀉，體液大量流失，這時可能會有代償性的心搏加快。因此，當就醫後打上點滴、補充了體液後，這個代償作用消失，才出現心搏過慢的現象。這也

是為何中毒診斷必須隨時注意病人的狀況變化而診定。

・　・　・

　　由於一開始大家想的是「麻痺性貝毒」，因此病人身上出現的症狀或表徵很容易被引導向「麻痺性貝毒相關」。這裡有個需要被注意的重點，就是事件爆發的速度相當快，潛伏期非常短。短短幾分鐘內，接觸到食物的人就陸續出現中毒症狀。

　　衛生主管機關定義所謂的食物中毒，是兩個人以上共同吃下某些食物發生不舒服症狀，就可稱為食物中毒。這個事件涉及上百人，以食物中毒事件來應變處理，毫無疑慮。不過，在食物中毒事件處理中，我們常需要注意所謂「潛伏期」，也就是從暴露後到出現症狀中間延遲多久時間？根據潛伏期，來推測可能的致病因子是什麼？尤其是一些細菌性食物中毒案例，吃下遭到污染的食物，細菌進入腸胃道中需要時間繁殖，增生至一定的菌落數或產生足量的毒素，才會導致傷害症狀的產生，而不同的細菌性食物中毒，其潛伏期也有些差異。

台灣最常見的腸炎弧菌食物中毒，其潛伏期範圍很廣，約 4 ～ 24 小時；金黃色葡萄球菌食物中毒潛伏期則短至 1 小時，長至 6 小時左右，平均為 2 ～ 4 小時，其潛伏期較短的原因，有人認為是大量的細菌毒素所造成；而沙門氏桿菌食物中毒主要來自食用受污染的蛋和肉類，潛伏期可以從 6 小時至長達 3 天左右都有可能；肉毒桿菌食物中毒的潛伏期為 12 ～ 48 小時，其毒性則來自細菌產生的毒素——肉毒桿菌毒素（botulotoxin）中毒。

　　另外，最近常見存在灰塵中的仙人掌桿菌，其在食品中的帶菌率可以高達 20 ～ 70%。這個細菌造成的食物中毒有兩種型態，第一種型態潛伏期短，只有 1 ～ 5 個小時，有時候半個小時內就會產生症狀，稱為嘔吐型。中毒的原因常和米飯或澱粉類製品有關，米飯放置於室溫時間過長是常見的污染途徑。另一種稱為腹瀉型，和肉類製品被污染有關，潛伏期可以長達 8 ～ 16 小時。

　　若此中毒事件是急診醫師懷疑的麻痺性貝毒或河魨毒造成的傷害，治療起來可能就沒那麼容易了。

　　根據衛福部資料顯示，台灣每年因河魨毒素中毒的案例並不多，不過偶爾還是會有群聚的現象，因為很多人認為河魨肉味道鮮美，令人趨之若鶩。台灣的河魨因種類、地域及

季節不同（根據研究，台灣海域有 30 多種河魨），而有毒性強弱之分，其中河魨的內臟卵巢、肝臟含有劇毒，腸、皮膚則含有強毒。不過也有部分河魨的魚肉一樣含毒，像是橫紋多紀魨就幾乎全身都含有大量河魨毒素。

河魨毒屬於神經毒素，毒性比氰化物強約 1250 倍（以小動物百分之五十的死亡率劑量來比較）。**而且它不是蛋白質毒素，所以不會隨高溫烹煮而失去毒性，也不會因曬乾或用大量鹽醃製而消除。**因此，坊間製作的「香魚片」如果誤用到有毒的河魨魚來製作，吃到這種香魚片就可能產生中毒情況。

在農委會漁業署的公告中，只有黑鯖河魨、白鯖河魨等無毒河魨魚種，可以販售或加工成「香魚片」。衛生署則規定若無毒可食用的河魨作為包裝販售的「香魚片」，必須清楚標明河魨魚種。在台灣，「香魚片」使用的魚種不少，主要是越南進口的沙腸魚或剝皮魚、竹仔魚等無毒魚類，再加上業者做好魚類標示規範，會產生問題的產品已經少見。會出現問題的，幾乎都是自己捕撈、製作及食用，或是外籍移工誤認、誤食。

從衛福部近幾年的統計資料來看，最常出現非細菌性中毒的海鮮食品，是所謂的組織胺毒素中毒（Histamine

Poisoning）。台灣四面環海，漁產豐富，不過夏季氣候炎熱，**漁獲如果冰存不當，就有機會造成組織胺中毒風險。**

這種中毒常發生於不新鮮的鮪魚、鯖魚、鰹魚等鯖科魚類，所以又稱為鯖科魚類中毒（scombroid food poisoning）。這些呈紡錘形「青皮紅肉」的深海魚，富含高營養價值魚油及動物蛋白質，成為許多家庭餐桌上的海鮮佳餚。但是若保存不當，這種魚體蛋白質中含量很多的組胺酸（histidine）就會被共生細菌的組胺酸去羧酶（histidine decarboxylase）作用生成組織胺。

一般超過攝氏 16 度，組胺酸就容易被細菌作用成組織胺，累積在魚體內。**由於組織胺對熱非常安定，即使加熱也不易破壞，因此一旦生成，就不容易去除。**而魚肉中含 100mg 以上的組織胺就會造成中毒現象；臨床顯示，只要吃下超過 500mg/kg 的組織胺，10 ～ 60 分鐘就會產生中毒症狀，發作速度很快，而且症狀可能會延續兩天。**常見症狀有皮膚潮紅、蕁麻疹、皮膚癢、腹部絞痛、腹瀉、視力模糊及疼痛等**，比較少呼吸道症狀，尤其是呼吸衰竭。治療上可使用抗組織胺。

除了鯖科魚類之外，不新鮮的鬼頭刀、旗魚、秋刀魚、沙丁魚等也會發生組織胺中毒，不過臨床上較為少見，反而

是另一種台灣很常見的食用魚——虱目魚（milkfish）容易造成組織胺中毒，飲食上還是必須留意。

除了海鮮之外，食物中毒也有可能來自植物，如發芽的馬鈴薯。茄科植物（如馬鈴薯）一般含有些微有毒生物鹼，而馬鈴薯所含的生物鹼主要成分為茄鹼（solanine）。吃下過量茄鹼可能會產生急性中毒，常見症狀包括頭痛、噁心、嘔吐、腹痛、腹瀉等，中毒潛伏期多在食用後 2 ～ 24 小時。

當然，生活中還有其他可能的毒素或毒物，當急診醫師面對這麼多病人的中毒意外時，必須在很短時間內找出可能的答案，想辦法讓嚴重中毒病人的生命徵象可以穩定下來，著實不容易。除了可尋求其他領域的專家幫忙鑑定外，也可致電北榮毒藥物諮詢中心 24 小時諮詢專線，與經驗豐富的醫師及諮詢師們共同協助醫治。

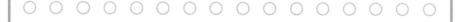 防毒小知識

1. 若是吃到受細菌汙染的食物會造成食物中毒。

2. 細菌等病原進入身體後需要時間增殖到一定數量，才會對人體造成危害，因此通常不是以分鐘為單位產生症狀。

3. 可能出現在食物中的生物毒素包含：

   - 河豚毒
   - 麻痺性貝毒
   - 組織胺毒素
   - 發芽馬鈴薯中的茄鹼
   - 大花曼陀羅
   - 姑婆芋
   - 樹薯
   - 綠褶菇

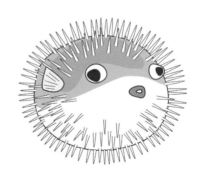

4. 當疑似發生食物中毒事件，除應盡速將患者送醫治療，並保留食用的食物與食材，或是病人嘔吐物，以便後續送驗確認。

5. 確保用餐環境衛生、不隨便取用不知名食物，是預防食物中毒的不二法門。

毒物醫學深入了解

河魨毒素毒性很強，其毒理機轉主要是抑制神經傳到肌肉處的「鈉離子通道」，因而導致神經傳導阻斷，肌肉無力，最後呼吸衰竭死亡。

根據研究，河魨毒素的阻斷作用發生迅速，暴露後 10 ～ 45 分鐘就會發作，快的話 20 分鐘左右就可以致命。一般來說 3 小時內就會發生，而發作快慢和毒素的量與濃度有關。

河魨中毒常見的症狀為唇舌發麻、手麻、腳麻、頭痛、眩暈、嘔吐，嚴重個案甚至出現呼吸麻痺、低血壓、心跳減慢等現象。目前河魨中毒並無解毒劑，僅能採支持療法，中毒嚴重者可能有生命危險。

不過，並不是所有的河魨毒素中毒都會發生得這麼猛爆。猛爆性的發作需要暴露到大量的河魨毒，像是直接吞食含大量劇毒的卵巢（例如栗色河魨或橫紋多紀魨），症狀發作常常是 4 ～ 8 小時的過程。

很多暴露的病人常描述：吃到有毒河魨，會先感覺嘴

巴及舌頭發麻這種典型的神經症狀。接著臉部、四肢會有感覺異常及麻木感，當然也會有類似農藥中毒的症狀，像是噁心、嘔吐、頭昏、冒冷汗、流口水、全身無力等表現。接著開始表現肌肉無力症狀，先從四肢開始，然後是其他身體肌肉，最後是呼吸肌肉。也會出現心律不整、低血壓、瞳孔放大、昏迷或抽筋，最後呼吸衰竭死亡。

　　由此也可知道，如果是河魨毒素中毒，比較不會出現像此事件 5 分鐘內發作，而且快速倒地呼吸衰竭的情況。除非真的是誤食到劇毒河魨或直接吞食含毒量高的河魨魚肝或卵巢、皮膚、腸子，才會有如此猛爆的症狀出現。只是，除了有毒河魨會造成河魨毒素中毒之外，織紋螺體內也含有河魨毒素，並曾經造成中毒事件，不可不慎！

　　至於另一個神經毒素是麻痺性貝毒(Paralytic shellfish poison, PSP)。一般認為是養殖魚貝類的水質產生變化，滋生有毒藻類讓貝類吃下，累積在體內造成。早年在台灣屏東、高雄、嘉義曾經造成嚴重的西施舌中毒傷害即是此類型。

　　最主要的毒素一般認為是蛤蚌毒素(saxitoxin, STX)。這種毒素吃下去約 15 ～ 30 分鐘開始出現中毒症狀，嘴唇

四周會先出現灼熱與麻木刺痛感，隨後蔓延至臉、頸、手臂及腳趾。有頭痛、眩暈、運動失調、身體飄浮感、吞嚥困難、語言障礙等神經性症狀。與河魨毒素不同的是，麻痺性貝毒不會產生血壓降低的現象。在養殖戶改善養殖環境後，即很少再見到這類型的病人了。

這兩種神經毒素反應都會放大瞳孔，和有機磷或氨基甲酸鹽中毒會縮小瞳孔的反應差別很大，應該不難區分。有時候，我查看病人時常會觀察患者瞳孔的大小，查看瞳孔對光的反射狀況，瞳孔可是會告訴你很多疾病的祕密呢！

04 瘦肉精哪裡來？
——集體食物中毒未解之謎

　　記得那年剛轉換職場，某天早上查完病房，完成當天的教學活動，走出急診室時，突然接到北榮毒物中心老師的電話。他表示，「昨晚在台南發生一起 10 多人的集體中毒事件，這些人分送兩家醫院急診，有些病人症狀很輕微已出院返家，另外幾個還沒有復原，現在都集中到一家大型私人醫院。」雖然他對於診斷心裡有底，但還是希望我去探視這些病患確定一下，並盡可能了解致毒來源。

　　我馬上答應前往。像這類型的集體中毒事件，若能現場看到病人的臨床表現，詳細詢問臨床病史，加上調查他們暴露的環境，往往答案很快就能獲得證實。從現場和病人身上學習到的臨床經驗，是很難從教科書上或國外文獻描述所得到的。

抵達該醫院時已過了中午時間。毒物中心已事先知會該醫院急診我會去探視的訊息，因此在協助下我總共看診了 12 個病人。有些人雖然已經出院，一聽說有毒物中心的醫師要來關心他們，又全部回來病房，順便探望還在住院的好友或家人。在病房中，我逐一展開會談，包括詳細問診病史及症狀表現，一個一個都做了理學檢查，並記錄他們吃的食物內容，聽他們說故事。

　　原來他們是某教會的小團體，前一天傍晚活動結束後，在其中一個家庭的頂樓聚餐同樂。所食用的餐飲內容根據描述，主要有：炸雞排、炸芋丸、地瓜薯條、炸洋蔥圈及水果茶和茶飲等。用餐 10 幾分鐘後，陸續開始出現不舒服的症狀，包括噁心、嘔吐、頭昏、頭痛、臉潮紅、心悸及手抖的徵象；由於很多人都出現症狀，因此趕緊聯絡 119 救護隊，將他們分送至醫院急診。

　　其中幾位症狀較輕微，在醫院觀察到隔天凌晨後就先出院回家，而其他繼續住院的人狀況也有好轉。確實，我幫他們進行理學檢查時，除了少數人心跳仍稍快之外，並沒有其他特別的症狀。

　　在該院醫師協助下，查看他們的檢驗數據時，倒是發現不少病人一開始的血中鉀偏低，還有幾個病患血中肌酸酐

激酶（CPK）偏高，有橫紋肌溶解的跡象。頭昏、臉潮紅、心悸、手抖，加上血鉀降低的表現，所有跡象皆指向「交感神經興奮刺激劑」所引起。於是和北榮毒物中心通電話，向老師報告詳情之後，確認了這個診斷方向。

交感神經興奮刺激劑，最常見的就是安非他命類毒品或卡西酮類毒品，另外就是治療氣喘、咳嗽的支氣管擴張劑，或一般感冒藥裡緩解鼻子症狀的麻黃素等。這些藥物有些以噴霧劑、有些以藥錠形式呈現。

為什麼會有這種興奮劑，而且這麼多人暴露到呢？這是當時我們想尋找的答案。

難道是在準備食物時，混入麵粉裡或其他食材中了嗎？還是有人在使用毒品？我詳細問了這些人的過去病史，當中沒有因氣喘問題而正在使用藥物治療的人。當然，使用毒品在這種狀況下更不會有人大方承認。剩下的工作就是檢驗了，希望可以從病人的檢體上找到一點蛛絲馬跡。

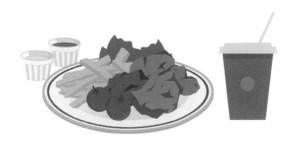

探視完病人，收集好臨床資料，並確認所有人都留下了尿液檢體後，我就返回台中。後來這些中毒病患都快速康復出院回家，尿液檢體經過基本的鹼性尿液篩檢儀檢測，也沒有發現可疑藥物，包括 Theophylline（喘克緩釋微粒膠囊，舒喘內服液）這種最常用的支氣管擴張劑。當時藥物食品管理單位將現場吃剩的食物帶回去檢驗，聽說結果也都正常，沒有培養出細菌、農藥殘留或重金屬汙染等。

　　本以為這起食物中毒事件就這樣結案，其實卻不然。

● ● ●

　　過了兩年多，台灣為了開放進口可能使用瘦肉精的牛肉吵得不可開交，毒物中心也添購了藥物檢測精密儀器質譜儀。儀器裝置好後，第一個就是把當年懷疑交感神經興奮劑中毒事件的尿液檢體拿出來重新檢測，目標是四種國外畜牧業常使用的瘦肉精。

　　不測還好，一測不得了！竟然在多數尿液檢體中測出高濃度的擬交感神經乙型刺激劑「克倫特羅」（Clenbuterol）和「沙丁胺醇」（Salbutamol）兩種藥劑，而不是常見的瘦肉精「萊克多巴胺」（Ractopamine）。

台灣是禁止使用含任何瘦肉精飼料或藥物，來飼養餵食食用性動物的，像是牛、豬、羊等家畜和鵝、鴨、雞等家禽。此結果經報紙媒體報導後，當時曾造成了社會上很大的問題，甚至還有養雞業者要到毒物中心去丟擲雞蛋！所幸經過溝通後，這個危機化解了，只是瘦肉精的問題仍餘波盪漾。

　　上述兩種乙型交感神經刺激劑是作用強的支氣管擴張劑，一般養殖戶不會使用這麼強效的藥物來餵食牲畜，尤其是把沙丁胺醇當作瘦肉精來使用。沙丁胺醇在臨床上常用來治療氣喘，用來餵食動物飼養風險很高，除了殘留在動物體內，也容易導致食用者心悸、手麻或低血鉀等副作用；若劑量沒控好過量，容易造成動物死亡，反而得不償失。

　　在美國，常用的瘦肉精是萊克多巴胺。根據研究，長期餵食瘦肉精可以加強動物脂肪的分解，促進蛋白質合成，可以多長一些肉，減少飼料的需求，降低成本，大大提升經濟效益。但萊克多巴胺原先設計是要用來當作治療氣喘用藥，不過發現療效很差，後來也因為它的毒性很低，因此被用來作為瘦肉精。雖然有些國家或地區允許畜牧業者在飼料中添加，但還是有不少國家不允許使用，包括歐盟在內。台灣基於貿易壓力，雖允許餵食瘦肉精的美國牛肉和豬肉進口，不過也訂有嚴格的肉品或內臟萊克多巴胺殘留標準，希望可以

減少國人暴露到瘦肉精。

　　台灣訂定的標準是牛豬肉和脂肪殘留標準 10 ppb，肝臟及腎臟的殘留標準稍微高一些，但是沒有訂內臟標準，也就是必須零檢出。從有限的研究資料來看，低於這種標準的殘留，長期食用一定量的相關牛豬肉，應該是不會對人體有明顯的傷害。

　　不過話說回來，台灣竟然發生不是萊克多巴胺的瘦肉精集體中毒事件，此結果令人相當震驚。

　　這些病人尿液中測得的乙型交感神經刺激劑，平均濃度分別是克倫特羅 258 ng/mL 、沙丁胺醇 988 ng/mL（Am J Emerg Med. 2013 Oct;31(10):1501-3），如果按照標準服用方法及時間檢測尿液中藥物濃度，並參考標準藥物動力學的數據推估，這些人吃到的瘦肉精克倫特羅劑量約為 7.7 ～ 12.9 毫克；至於尿檢中的沙丁胺醇濃度則高得有些離譜，已經達到藥理學所稱的濫用地步。難怪這些人那麼快就出現明顯的中毒症狀，讓我們能很快確立診斷方向，快速擬定治療步驟，使病人在很短時間內恢復健康。

　　這些臨床案例經過整理後，寫出來的討論文章也順利地被國外醫學雜誌刊登。不過，病患體內的乙型交感神經刺激劑暴露的來源到底為何？至今仍然成謎。

雖然推斷可能來自他們吃的食物，不過，來源如果是歡樂派對上的雞塊，雞肉裡有這麼高濃度的殘留，事實上可能性不高。其他食物如芋頭、地瓜或薯條裡有這種瘦肉精藥物殘留，那更是天方夜譚。那麼，會不會還有其他食物被遺漏？或者是醫院或衛生機關沒採集到呢？如今已不得而知。

　　假設最後沒有其他來源了，疑點就只剩下派對中的飲料。這些飲料被放入多顆藥物或粉末，其可能性是不能被排除的。

　　為什麼這麼說？因為**這些支氣管擴張劑**（先姑且將它假設為瘦肉精）**和治療鼻塞、止咳、氣喘等「麻黃素」類藥物，**由於被認為具有燃燒脂肪、降低食慾、增加瘦肉等功能，因此很多協助民眾體重控制的醫師，會開立這一類的藥物處方給有減重需求的病人服用。而這些藥物同時也**被發現具有較強的心血管毒性，可能導致心悸、心律不整、高血壓、頭痛、頭暈，甚至腦出血致死等意外。**對於有心血管疾病的病人，在服用這些減重藥時更是要特別小心，以免釀成意外。

➕ 防毒小知識

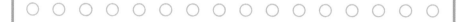

1. 瘦肉精隨著國家外交、政策等因素，成為國內熱門話題。到底會不會因為吃了含有瘦肉精的肉類而產生身體不適？依據台灣訂定的檢驗標準，應是不致造成身體危害。

2. 本文中的集體食物中毒事件，因無法證實暴露來源，只能推斷病患個案是瘦肉精（或支氣管擴張劑）中毒，很難判斷是否真的是雞農（那一餐唯一的肉類來源）非法使用瘦肉精養雞，而造成殘留的藥劑中毒，或者是有人在餐點裡面加料。

3. 瘦肉精沒有解毒劑，在醫院治療完出院後可多喝水、多休息，讓身體將物質自然代謝掉即可。

4. 若發生疑似食物中毒事件，除了打 119 請救護車送醫，也應盡量保存原食用食物，方便後續衛生局或醫院調查中毒來源。

05 中藥五寶粉補身卻更傷
——重金屬鉛丹中毒

武漢肺炎肆虐那年，某天一位 20 幾歲女性病患因雙腳無力，尤其是左腳踝關節無法自由活動、站立，由他院轉來。轉診單上註明病人血液中檢測到超高濃度的重金屬鉛，懷疑是因鉛中毒導致的神經病變。

問診時，病人主訴這六星期以來都感覺上腹痛、噁心、想吐、胃口不好。而這位病患是某企業老闆的掌上明珠，剛從國外念書回來幫忙家中事業，順便調養身體。愛家心切的父親在同鄉介紹下，在某中藥行調製了要價不菲的珍珠五寶粉，讓她和家人每天服用，沒想到這罐五寶粉含有劇毒——鉛丹，讓所有人始料未及。

女兒忘了吃中藥粉之後多久，開始出現不舒服的感覺。

她只覺得有時候胃口很差；忘了吃五寶粉的時候，症狀似乎會緩解一些，但不舒服的感覺還是會再出現。就這樣，她在住家附近診所和醫院之間來回就診好幾次，服藥後覺得有改善。直到這次住院前幾天，媽媽發現她的眼睛黃黃的，好像有黃疸，而且走路不穩常需要扶著東西才能站穩。在附近檢驗所抽血檢查，確認她的肝功能明顯異常，黃疸指數輕微上升，診所醫師初步診療後，認為她應該轉到大醫院進一步檢查。

轉診到家裡附近的醫學中心急診，值班醫師詳細問診後，知道病人有服用來路不明的中藥粉，因此除了抽血檢查肝腎功能外，還加做了血中鉛的檢測。血液檢查報告確認她的肝臟發炎指數偏高，血中鉛濃度則高達 60μg/dL 以上，因此她又被轉診到我們的急診室。

在急診室裡，我發現她的左腳無力、腳掌下垂、無法下床站立、需要家人攙扶；腹脹、便秘嚴重、血壓偏高、貧血，肝功能數值正常但黃疸指數偏高、血中鉀偏低，最特別的是她血液中鉛濃度是 70.05μg/dL，尿液鉛量則高達 1011.65μg/L，顯然到院前她還是持續暴露在鉛含量高的環境中，也就是她可能繼續在服用劑量很大的中藥粉。五寶粉內金屬鉛含量高，這一點在後來被證明我們的懷疑是對的。

病患轉院來時，隨身帶了一包五寶粉，我們將它送到學校的實驗室檢驗，出乎意料的是這包五寶粉內竟然未曾驗到高濃度的重金屬鉛。

　　那麼病人是怎麼暴露到重金屬鉛的？問題又回到原點。

　　此時我建議病人的父母和哥哥也來門診抽血檢測血中鉛，結果父親血中鉛高達 71.35μg/dL，有輕微貧血；媽媽血中鉛 61.18μg/dL，哥哥血中鉛 66.06μg/dL，媽媽和哥哥沒有明顯貧血。雖然我確信他們全家重金屬鉛的暴露來源應該是中藥粉，不過送檢出來的報告卻沒有證實。

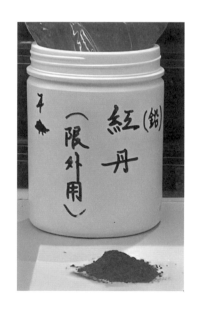

為了追查鉛的來源和釐清環境的可能影響，在老闆全家熱心的協助下，我來到他們家的產業——生產塑膠粒的小型工廠。了解塑膠生產過程需要加入一些安定劑、塑化劑、發泡劑等添加物，以達到某種需求特性。塑膠在加工或使用過程中，常常受到熱、光、空氣、濕氣等影響，多少會發生變色或劣化情形，因此製程中會加入少許安定劑藥品來改善這項缺點。而早期塑膠安定劑最常使用的就是鉛化合物，所以一提到劣質塑膠製品，我們就會懷疑是否有鉛的暴露。

　　鉛具有全身性毒性，很多特殊用途的塑膠製品如小孩玩具、餐具等，法律已有明文規定不得含有鉛。老闆一再強調，他們生產的塑膠粒因為是製作餐具，所以檢驗非常嚴格，產品一直都在合格範圍。若沒有釐清來源就對外公佈他們全家都是鉛中毒，很可能他的小工廠就會面臨倒閉的危機，這也是他們樂意配合我訪視調查的重要原因，希望能趕快真相大白。

　　這間工廠主要是製作 ABS 丙丁苯樹脂和聚苯乙烯的再生塑膠粒，工廠歷史約有 30 年。早期有使用硬酯酸鉛當作塑膠安定劑，不過，自第二代接手經營後就很少使用鉛化合物作為安定劑。我們在工廠內外、辦公室區以及成品倉庫採集了超過二十個樣品，包括工廠周邊泥土等等，全部送請實

驗室檢測重金屬，並將辦公桌上發現的另一罐五寶粉，也順便採集送請實驗室檢驗。

幾天後檢驗結果出爐，工廠內外的檢體，包括塑膠粒、原料、廠房分區泥土，所有檢體皆合於規定，意外的竟是辦公桌上的五寶粉竟然驗出鉛含量 105,500μg/gm(ppm)。也就是說，這個家庭成員的鉛中毒確定是來自違法的五寶粉，而且五寶粉中鉛丹的濃度竟然超過 10 萬 PPM，含量超過驚人的 10%。

而後這位老闆也親自上網找了一些鉛中毒的相關醫學資訊，決定全家一起接受螯合劑治療。

· · ·

一個多月後，台中爆發另一起市議員全家吃中藥引起鉛中毒事件。衛生主管機關介入調查後，發現有更多的受害者，五寶粉內含重金屬鉛的問題也爆發開來。

兩起不同來源的中藥鉛中毒事件，據官方統計受害者超過 30 人。事實上人數應該更多，因為該中醫診所的病歷有些已被刪除，或是病人早已不在人間（很多癌末病人在這裡

接受診療都會購買五寶粉）；甚至五寶粉被當作商品買賣，有些使用對象根本沒有建立病歷，因此沒有病歷記載。

　　我推測這位中醫師販賣含重金屬鉛的五寶粉時間，應該超過四年以上。因為四年多前有一個病人在這位中醫師處購買五寶粉服用，服用後因腹痛、腹脹、胃口差、便秘及黃疸而住院檢查治療，當時的臨床診斷是急性肝炎，因為沒有檢測血中鉛含量，故無法確定病人是否為嚴重鉛中毒。經過住院治療及休息後病況改善，之後三、四年間他幾乎沒再服用五寶粉，在這次中藥鉛中毒事件爆發前一個月，才又購買了一罐開始吃。這位病人血中鉛濃度接近 $30\mu g/dL$，使用螯合劑治療一段時間雖然血中鉛濃度很快降下來，但又快速反彈到接近 30，反覆持續一年多，這代表他的骨頭中已經明顯累積了大量的重金屬鉛。

　　根據研究，長期慢性鉛暴露時吸收進入人體的鉛，九成以上都會累積在骨頭組織中，這是它在毒理學上很重要的特性。這些累積的金屬鉛再緩慢釋出到血液中，循環到各個器官再度產生傷害，所以一旦暴露到，對身體的影響將是源遠流長的。

　　而鉛中毒的治療除了使用螯合劑，主要的策略還是應該在環境改善、工作現場防護以及替代品的使用，才能有效且大幅降低職業上重金屬鉛的暴露。

鉛的高暴露環境或職業主要來自於採礦、熔煉、鉛蓄電池製造、顏料製造及含鉛燃油的使用。地球上鉛的排放量在 1970 年代達到高峰，後來發現鉛會造成兒童智力發展和健康重大傷害後，許多國家陸續採取管制措施，以減少環境中的鉛污染，其中最重要的管制措施就是降低汽油鉛含量和限制含鉛汽油的使用。

　　我國自 1990 年起，環保署逐步限制含鉛汽油的使用，到 2000 年開始全面禁用，同時也推動減少各種含鉛油漆及焊料相關製品的使用。經過這些年努力，國人體內鉛濃度已看到大幅降低，血中鉛平均值從 1980 年代的 20.1 μg/dL，1990 年代的 7.7 μg/dL，已降至 2009 年的 1.5 μg/dL，數值與其他高度發展的國家相當接近。

● ● ●

　　另一個值得注意的生活習慣是：傳統燒香拜拜或燃燒金紙的敬神活動。

　　環保意識抬頭後，目前也已漸漸使用環保香或以鮮花取代傳統大量焚香、燃燒金紙祭拜祖先的方式。

以下是一起關於焚香造成全家鉛中毒的案例。首先出現問題的是阿嬤，她是家庭的中流砥柱，在家中設立神壇進行收驚、招魂、改運及祭改等法事，從這些服務中收取微薄費用改善家中經濟。

由於法事生意越來越好，她的先生後來也辭去工作，在家全力協助。夫妻倆靠著在自家狹窄二樓的工作，養育兩個孩子長大。接著又繼續照顧陸續出生的四個孫子，工作持續了快 40 年。

每次的法事過程至少得點 10 柱香及焚燒一疊金紙，金爐就設置在二樓外面陽台上。每天的來客數有時會超過十組，致使她長年暴露在燒香的濃煙中。由於家中空間不大，二樓的神明廳也是她兒子一家的生活空間和小孫子遊戲間；女兒婚後雖已搬走，但兩個外孫小學下課後會回來外婆家寫功課，吃完晚餐才由媽媽帶回家。

最近阿嬤開始出現走路會喘、頭昏、無力、精神不濟和手腳冰冷等症狀，加上嘴唇及眼結膜蒼白，經診所抽血檢查發現有嚴重貧血，因此又安排了腸胃道內視鏡檢查，和補充小量鐵劑及其他支持性治療。不過，因為工作太忙，她一直沒去做內視鏡檢查。拖了三個月後因為症狀越來越嚴重，全身無力到沒辦法工作，才換到附近的綜合醫院就診，結果發

現血色素低至需要輸血治療。

醫檢師在血液科醫師指示下，做了血液抹片檢查，他看到顯微鏡下病人的紅血球內有藍色的嗜鹼性斑點（Basophilic stippling），懷疑是鉛中毒，於是臨床醫師幫病人送檢血中鉛，最終證實她的血中鉛濃度高達 59.75μg/dL。由於鉛中毒的暴露來源不明，她被轉到我的門診。

門診時詳細探問了一下病史，我懷疑阿嬤家中使用的香或金紙很可能是重金屬鉛的暴露來源。由於病人貧血症狀嚴重，我建議阿嬤和家屬住院接受更近一步檢查及螯合劑治療。一個月後，她的血色素數值逐漸上升，後來又持續治療了約半年左右，血色素才恢復到接近正常。果不其然，他們全家在接受血中鉛檢測後都確認有鉛中毒，只是臨床表現症狀輕微。其中幾位在接受數次螯合劑治療後，血中鉛濃度都明顯下降及改善。

為了釐清與證明他們的暴露來源是拜拜的香，在阿嬤就醫三個月左右，徵得她同意後我們做了一次家庭訪視。到訪時，阿嬤已經將她進行道教儀式的地方打掃得很乾淨。阿嬤說：「之前為了降低成本，購買的香束和金紙品質都不太好，住院期間已交代家人把可能有問題的東西全部丟棄，換成環保香和環保金紙。」

我們從屋內各個角落採集灰塵標本，連屋外的泥土也不放過，請從事重金屬研究的老師進行儀器檢測分析。結果證實這個家從地上、桌上及幾個香爐裡的灰燼、剩餘香的標本測得的鉛含量都很低。但神明廳旁邊窗戶的上緣、一樓廚房門框上緣、二樓樓梯邊一台十幾年沒動過的縫紉機上粉塵所測到的鉛含量，是他們家門口泥土鉛含量的 8 ～ 10 倍之多。

　　由這個數據可證實他們過去頻繁使用高鉛污染的香束，而長期暴露大量香柱燒出來的煙粉塵，導致全家所有成員血中鉛超標甚多；阿嬤更是首當其衝，產生了嚴重貧血後，被診斷出重金屬鉛中毒。

　　燒香所產生的煙霧對身體危害，主要是煙霧中所含的芳香化合物和其他有毒金屬。根據研究，長期吸入可能會造成氣管或呼吸道傷害，甚至致癌。而嫁進阿嬤家八、九年的媳婦在治療鉛中毒期間，赫然發現左側乳房腫瘤，經手術切除後還進行了化療。雖不知腫瘤是否跟燒香的煙霧暴露有關？但這是我們在台灣第一次，也是唯一一個臨床報告證明，燒香的煙霧暴露確實有可能造成重金屬鉛中毒，不可不慎！

➕ 防毒小知識

1. 重金屬鉛若進入到身體裡，會取代鈣儲存在骨骼中，且因為結構穩定不容易被身體排出。長久滯留在體內，緩慢釋放到血液中，循環至各個器官，引發各種不適。

2. 長期暴露到鉛造成的慢性中毒，常見症狀有貧血、全身無力、腹部絞痛、食慾低下等；幼兒即使是小劑量暴露也會影響神經發育與智力發展。

3. 台灣可能的暴露途徑除了使用鉛的工廠外，還要注意來源不明的中藥粉和宗教使用的香柱和金紙；過去不少劣質化妝品也含有鉛汞等重金屬，建議選購時注意標示和產地來源。

4. 衛福部中醫藥司有提供中藥材或濃縮物含異常物質限量基準查詢，若非使用中醫師明確處方的科學中藥，而是購買藥商或診所自製藥物，應注意身體狀況是否有因為服用該中藥而出現不適。

5. 若懷疑有重金屬中毒時，可至有檢驗體內重金屬的醫院或檢驗所檢查；部分地方政府有提供市民檢驗藥物的服務，或可自費請實驗室協助檢驗藥品。

毒物醫學深入了解

　　重金屬鉛是世界衛生組織（WHO）關切的 10 大影響健康化學物質之一，呼籲全球所有國家應齊心致力於降低鉛金屬的使用及暴露，包括使用無鉛汽油、無鉛油漆或不含鉛塑膠等推廣，降低環境污染，積極採取措施保護勞工、兒童與生育年齡婦女。

　　目前台灣的中醫藥管理，鉛丹是禁止口服使用的，但可以用在非口服途徑，這點似乎值得商榷。

　　中醫藥治療的成功，完全看中醫師把脈、辨證論治功力、藥材的君臣佐使恰當與否。至於中藥鉛丹，古醫書指出，鉛丹主治癰疽、潰瘍、金瘡出血、口瘡、目翳、湯火灼傷、驚癇癲狂、瘧疾、痢疾、吐逆反胃。這也是為什麼案例中的中醫診所會大量用來治療一些癌症病人，另一中醫師更用其來製作五寶粉，詭稱可以調養身體，結果造成超過 30 人的集體重金屬中毒事件。多人因此導致多重內臟器官傷害，及神經系統損傷而致殘障。

　　重金屬鉛暴露，主要經過呼吸道吸入或腸胃道食入鉛的粉塵顆粒。小於 5 微米的煙或粉塵較容易被吸入呼吸道，

如果在工作現場抽菸、飲食、喝水或不良衛生習慣，都會增加鉛金屬的吸收；若營養狀態缺少鐵、鋅和鈣，則會讓鉛金屬的吸收增加，應多加留意。

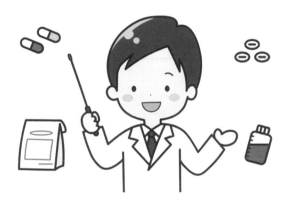

06 尿不尿得出來很重要！
——曼陀羅花中毒

　　當人體的血液流經腎臟時，部分會形成尿液由輸尿管流入膀胱中暫存。尿液量達 150 毫升左右，膀胱上的感覺神經會往上傳達到大腦有尿意訊息，是排尿的第一個神經反應。事實上，「排尿」是很複雜的生理動作，需要協調性很好的神經系統、有效的膀胱收縮和尿道括約肌能適當放鬆，更重要的是有通暢的尿道。

　　醫學上有個名詞「尿瀦留」（Urine retention），指的是想尿尿的時候尿液出不來。有很多原因會造成尿瀦留，從尿道阻塞到排尿的神經控制不好都有可能，鑑別診斷上有 10 ～ 20 幾個重要的疾病分類都需要納入考慮。

　　印象中，有次特別難忘的急診室會診經驗。當時診斷出

兩個吃了同一種植物而中毒的病人，有一種學以致用的解鎖成就感。

　　那是我當總醫師的第二年。有天晚上一如往常，處理完急診幾個中毒的病人，已經凌晨 1 點多。清晨快 5 點時，Call 機刺耳的聲響把我叫醒，值班醫師緊急地表示有懷疑中毒的病人，本想早上再找會診，但病人狀況越來越混亂，只好呼叫救援。

　　趕到急診時，病人躺在值班醫師診療桌後面的一個單獨空間。家人敘述發現他躺在家中沙發神智不清，害怕是嚴重中風，因此叫了救護車送來急診。病患初步抽血檢查後，除了血液中白血球超過標準一點點之外，其他一切正常，腦部電腦斷層報告也沒有明顯異常，於是開始考慮藥物中毒的可能性。

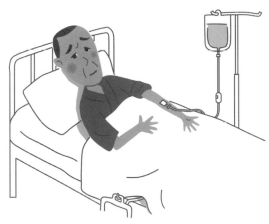

我走到病人推床邊拍拍他，詢問他哪裡不舒服？他口中嘟囔著卻無法清楚表達。雙手雖然被輕輕地約束著，仍想要往身上到處亂抓，左手則伸到胯下拉扯著褲子，且一直扭動身體，想要掙脫身上的束縛帶。

　　當時我還是經驗不夠多的毒物科菜鳥，一邊想辦法要從病人口中問出病史，邊聽著值班醫師跟我說明病人家屬的主訴和他的發現，以及確認檢驗數據，一邊還得照著老師所教，將病人從頭到腳確實地「摸」一遍。但這一招還蠻管用的，不到三分鐘，我就找到問題所在：原來這位阿伯因尿不出來，膀胱很脹又想尿尿，所以才會一直去拉褲子。我順著病人的手勢，在他的下腹部摸到一顆「大水球」──充滿尿液的膀胱，趕緊請護理人員準備導尿。尿管才放進去後，竟然流出 1000 多毫升的尿液。

　　導完尿後，老伯伯就不再亂動了。這時候詢問他名字，他已經可以含混地說出自己的名字，只是問他發生什麼事，他還不會描述。

　　我仔細檢查病人時，發現了他的瞳孔很大，皮膚乾乾的。身體感覺有些發燒，但護理記錄上的溫度是攝氏 37 度多；心跳每分鐘 90 幾下，腸子蠕動聲音很小聲，當然最戲劇性的發現，就是病患有嚴重的尿瀦留。從這些臨床表現

中，我診斷這位老伯是抗乙醯膽鹼過量（中毒）症候群。

才剛處理完急診檢傷，護理師又叫住我。有一個由 119 送來的病人需要會診，陪同來的家屬手裡拿著一袋剩菜，他表示：「我父親烹煮完這些菜，吃完後不到半小時，就像瘋子一樣胡言亂語。」直到天亮後發現父親發高燒、意識紊亂，才趕緊將他送醫。

我打開塑膠袋一看，裡面有排骨、菜葉、煮爛的白色花。這白色花一看就知道是曼陀羅花（Datura），病人鐵定是曼陀羅花中毒。

瞬間，我突然聯想到……會不會跟稍早的阿伯有關呢？於是，我向家屬借了這包「菜」，去找病情改善正在休息的阿伯，問他昨天是不是吃了一樣的菜？他睜開眼看了一下，立即點頭如搗蒜，說他確實是用這個花炒肉絲配飯吃，吃完沒多久就頭暈不舒服，躺在客廳的沙發上睡著了。直到現在才終於清醒一點，發現自己好像身在醫院裡。

沒想到，竟然會在同一天出現兩個典型曼陀羅花中毒個案。阿伯表示他聽鄰居說這個菜多吃可以治療腰部骨刺；第二個到院就診的病人則是聽說這個花和葉子燉排骨可以治療咳嗽氣喘，他太太也喝了一小碗的排骨湯，但只覺得全身發熱、口乾舌燥，並沒有嚴重到意識改變。

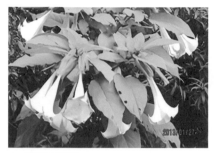

▲ 曼陀羅花 (D. stramonium)

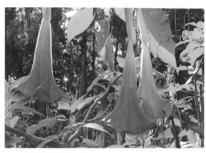

▲ 大花曼陀羅 (B. suaveolens)

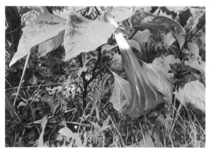

▲ 紫色花朵

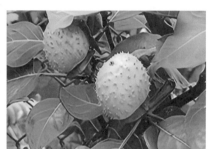

▲ 有刺的果實

• • •

　　在台灣，這種中毒植物分佈偏重於台中、彰化、雲林、苗栗、南投幾個地區，尤其曼陀羅花在中部地區的野外、水溝邊、山坡上很常見。根據農業相關典籍介紹，曼陀羅花在海拔 1800 公尺以下的地方很容易栽植，所以全台各地應都有生長，且很有可能不小心誤食中毒。

台灣會造成抗乙醯膽鹼中毒的曼陀羅花主要有三種：大花曼陀羅、紫花曼陀羅、曼陀羅花。雖然名稱都是曼陀羅花，但在分類學上它們是不同屬。從植物學角度來看當然要分清楚，不過臨床毒物學上，其中毒表現幾乎一模一樣，所以中文俗名稱呼也常被混用。

　　大花曼陀羅（Brugmansia suaveolens）：俗稱喇叭花，英文文獻俗名為天使的喇叭（Angel's trumps）。這種花曬乾當作中藥藥材時稱作「洋金花」，臨床上常被誤當成「凌霄花」使用而造成中毒。這種花在樹上是往下垂的，就像吊在樹枝上的白色喇叭花一般。

　　曼陀羅花（Datura metel）：是一年生草本植物，全株有毒，一般是白色、紫色或淺黃色喇叭狀的花。它的花和大花曼陀羅最大差別在於花是往上仰長的，蒴果呈圓球形，表面有肉刺。紫色的花含苞待放時，乍看之下像茄子，曾經有病人為了養生，當作茄子採下汆燙沾醬油食用，還分給同事吃，造成同辦公室多人一起中毒的事件。

　　曼陀羅花中毒可以使用解毒劑 Physostigmine（水楊酸毒扁豆素）注射。此藥一般建議用在嚴重中毒、產生明顯中樞神經毒性與可能致命的心律不整病人身上。因為這個藥是三級胺的氨基甲酸鹽結構，脂溶性較高，可以穿透血腦屏

障，因此可以治療中樞神經系統癥候的曼陀羅花中毒。

　　既然是氨基甲酸鹽，就會出現像殺蟲劑的氨基甲酸鹽一樣，有膽鹼過量症候群的危害。臨床上另有類似常用的藥 Neostigmine（甲硫酸新斯狄格明）注射液，則是用在治療排尿困難、腹脹、肌無力、肌肉麻痺或眼部肌無力等狀況。這個藥物的化學構造是四級胺結構，偏水溶性，對曼陀羅花中毒的中樞神經病變無效，臨床上偶爾會被誤用。但因台灣沒有藥廠有意願生產或代理進口水楊酸毒扁豆素，所以過去常常會缺藥，使用機會不多。

　　在中藥的使用上，曼陀羅花可以用來治療咳嗽、氣喘等肺部疾病。但如果病人因為上述生物鹼中毒使用解毒劑，須注意解毒劑使用過量，反而會造成解毒劑中毒，且患者原本氣喘或相關肺部疾病可能會惡化，故使用時須謹慎。而曼陀羅花中毒的臨床表現蠻特別的，除了瞳孔放大、皮膚乾熱、心跳快之外，病人意識混亂，看似可以對答如流，但其實經常答非所問。當出現幻覺時，雙手會亂揮舞，這時若在病人下腹部摸到一顆不小的「水球」，幾乎就可以確定是抗乙醯膽鹼中毒，吃下了曼陀羅類的有毒植物。

➕ 防毒小知識

1. 台灣有三種會造成中毒的曼陀羅花，雖然生物分類上不同，但都會造成類似的中毒症狀，統稱為曼陀羅花中毒。

2. 曼陀羅花曬乾炮製成中藥後稱為洋金花，具有止痛平喘等功效，常被當成凌霄花誤用而造成中毒。

3. 曼陀羅花全株有毒，花朵為喇叭狀，常見有刺的果實。建議不要隨便聽從旁人意見去摘採不認識的野花野草入菜，畢竟不是所有的生物鹼都有解毒劑可使用，嚴重者恐會喪命。

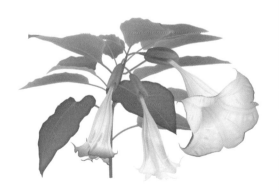

毒物醫學深入了解

　　台灣這幾種曼陀羅花的毒性成分與機轉皆類似。它們全株都有毒，包括果實、種子、葉子和樹莖，主要的有毒生物鹼統稱為顛茄鹼（Belladonna），包括了東莨菪鹼（Scopolamine）、莨菪鹼（Hyoscyamine）和阿托品（Atropine）。

　　這些生物鹼的藥理作用主要在於周邊性的膽鹼拮抗功能，也就是較少中樞神經的抗膽鹼作用，是屬於副交感神經抑制劑。因此，在中藥藥方中被認為具有解痙、止痛、平喘功效，可以治療腸胃道痙攣、絞痛，咳嗽、氣喘等。

　　含有顛茄毒素的植物，除了曼陀羅花還有顛茄（Atropa）、天仙子屬（Hyoscyamus）、金杯藤（Solandra）、龍葵（Solanum）等，不同種植物、不同部位都有毒性，毒性高低差別很大。誤食這些植物所含的生物鹼，產生的抗乙醯膽鹼中毒症候群，可以統稱為曼陀羅中毒（Daturism）。

　　曼陀羅花誤食中毒的臨床表現就是典型的抗乙醯膽鹼症狀表現，也就是副交感神經受到抑制的臨床表現。這些臨床表現，有英文口訣可以貼切說明：

Blind as a bat：因副交感神經受到抑制，瞳孔無法收縮，對光的強弱無法調節，像蝙蝠一樣，視力模糊。

Dry as a bone & Hot as a hare：汗腺受到抑制無法排汗，皮膚又乾又熱，像骨頭一樣乾硬，身體溫度熱得像野兔。

Full as a flask：膀胱逼尿肌與尿道括約肌無法放鬆，小便無法排出積滿膀胱。

Mad as a hatter：這是抗乙醯膽鹼中毒對中樞神經系統的傷害症狀，病人會意識混亂、躁動、譫妄、行為異常及視幻覺。有人描述那種視幻覺看到的人忽大忽小，就像「愛麗絲夢遊仙境」裡瘋狂帽客所描述的一樣。

事實上，這個英文短詞比較常用來描述汞中毒的神經毒性。在十八、十九世紀，英格蘭在製作毛毯時會使用汞來讓毛毯平坦，不容易起皺摺，後來也將其用在帽製作上。當時賣氈帽的人被發現有說話模糊，手抖甚至產生幻覺的現象，因此有了這個短詞出現。

另外，除了上述英文短詞所描述的症狀之外，臨床上曼陀羅花中毒病人的症狀，還常見有心搏過快、心律不整、腹脹、腸蠕動不佳、便秘等等，可以當作診治方向參考。

07 紫米一定是健康好米？
—— 誤食殺鼠劑中毒

　　稻米是台灣主要的主食之一，農民們竭盡心力栽種各種好吃的米，某些具有顏色的米甚至成為主流，例如被認為富含抗氧化物花青素的「紫米」。不過，真正的花青素稻米會自然形成深紫色，但如果是人工染色上去的稻米，對健康的影響就很大了。

　　有一天中午，接到急診醫師打來的電話，希望我去急診看幾個剛從廈門搭機回台中的病人，而且其中一人是一下飛機就坐救護車送急診。

　　這六名台商和台籍幹部中，最嚴重的一人在好幾天前即出現噁心、想吐、腹痛及解黑便的情形。當時被送到廈門的一家醫院就診，診斷是上腸胃道潰瘍合併出血，經當地醫院

診治後病況改善出院。沒想到回到工廠沒有幾天，這位台籍幹部又出現血便，緊急再送醫院後發現有輕微休克現象，同時有明顯的牙齦出血，甚至小便出血。

醫院使用胃藥治療，並檢測病人凝血功能，發現病人的凝血酶原時間（Prothrombin time）拉得很長，最長時間130秒遠超過正常值（正常 8 ～ 12 秒），因此懷疑病人是否有肝硬化或其他造成凝血功能異常的狀況。除了胃藥和保肝片之外，也準備幫病人輸注新鮮血漿，不過因為病人反對而作罷。

這家台商企業的台籍幹部只有三人，其他三個台灣人是老闆和他女兒女婿。正當大家忙著照顧這個員工時，另一位台籍幹部聽說了同事的情況後，也表示自己出現了類似狀況。雖然他沒有胃痛、沒注意到大便是否像柏油液體，不過最近幾天早上起床刷牙時有牙齦出血，皮膚上有一、兩處瘀青，他還以為是自己最近水果吃得較少的緣故。

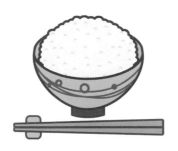

醫院聽了他的敘述之後，幫他檢測凝血機能，結果發現他的凝血酶原時間檢查結果和另一個病人一樣異常。由於他很年輕，沒有病毒性肝炎或酗酒問題，肝功能正常，於是醫院懷疑是抑制凝血功能的毒物導致，而最大的可能就是抗凝血劑——滅鼠藥，最後病人接受了維他命 K 和新鮮血漿的注射治療。

　　消息傳回公司，老闆和女兒女婿及另一個台籍幹部也驚覺有類似輕重不同的臨床表現，老闆當下決定帶全員回台灣治療。至於老鼠藥的來源，大家異口同聲的表示：最近幾週的米飯肯定有問題。

· · ·

　　這名在廈門開設家族公司的台商，女兒女婿主要推展公司業務，另三名台籍幹部則負責管理人事及機械運作。

　　第一位出現中毒症狀的是公司元老，協助維護全廠機械正常運作，每天三餐加點心幾乎都在公司吃，每餐飯量可以吃到三碗飯。他回想約在兩個星期前，料理三餐的廚嫂曾經請示老闆：「是否可以用廚房角落的兩袋紫米煮飯？」當時老闆正忙著談生意，便不假思索的回答可以。

幾天後，他發現米飯開始變成淡淡粉紅色，不知吃了幾天後，他注意到自己的大便開始呈現墨綠色。剛開始他不以為意，認為是「紫米」帶來的顏色變化，直到大便顏色變成了黑色柏油般，人也開始不舒服、全身無力，小便有血，同事發現他臉色蒼白，才將他送醫診治。直到第二次就醫，其他人陸續出現狀況，大家才想到可能是米的問題。後來經工廠內其他中國籍幹部指認，那些米的確是加了老鼠藥的劣質米，是當地公安發放給各工廠用來防治鼠患的毒餌。

　　中國鼠患驚人，猖獗的老鼠除了有利牙會咬人，更恐怖的是還會傳染很多疾病。經由老鼠傳播的黑死病曾在十四世紀橫掃歐洲，流行的 5 ～ 6 年內，帶走超過三分之一的人口。

　　曾有一說，歐洲的黑死病起源自中國，透過絲路運輸傳入歐洲。2022 年國際期刊《Nature》有一篇研究證實，歐洲的黑死病來自吉爾吉斯的天山山麓。而現代的中國內蒙古地區也曾經爆發小規模的黑死病，所以猜測黑死病起源於中國是可以想像的。因此，為了防治鼠患以減少農林經濟損失，殺鼠劑的使用一直是中國在環境衛生工作上的重點。

　　首先是最毒的「毒鼠強」。若被摻在一大桶豆漿內，顧客喝了一、兩口豆漿就會全身抽搐倒地不起，連野鳥吃了曝屍野外的老鼠，也無法倖免一隻隻地從空中掉落死亡。最

後，該藥劑也因為毒性太強而被禁用。

目前最常用的華法林（warfarin，一種香豆素）類抗凝血劑，不同的劑型有不同的施用方式。這些老鼠藥一般會和老鼠的食物──穀物混合使用，以達到滅鼠的目的。而這次發現的「紫米」老鼠藥使用成分，是在中國相當常用的Bromadiolone（中國商品名稱為溴敵隆，台灣商品名稱為撲滅鼠或快滅鼠），這個殺鼠劑研究上認為對人體及家禽家畜較為安全，但是對多種齧齒類動物有較高的毒殺能力，因此被廣泛使用。

在中國，毒餌的配方是 0.5% 的原液添加染料，呈紅色或藍色警戒色，再和 99% 的去皮穀物混合攪拌均勻，曬乾後使用。所以這種毒殺老鼠的米多半是紅色或粉紅色，有別於普通的純白色，被視為是不可食用的警告。問題是，我們煮飯之前都會把米掏洗或甚至泡水，米煮熟之後顏色會有一點點變化，被誤當作是「更有營養的紫米」。這種污染的米，每天吃 2 ～ 6 碗當然會造成中毒。

這幾個人中毒的表現除了台商女兒較少在工廠用餐，中毒症狀較輕微之外，其他人大多呈現嚴重的凝血機能異常，包含前面提過的凝血酶原時間大幅延長、血尿及牙齦出血。

第一位就醫的技工師傅除了上述器官出血之外，還抱怨

有明顯背痛、無法翻身或起床；結果腰椎核磁共振照影檢查發現在腰椎第一和第二節之間的硬腦膜下，有一個 1 × 2.2 公分左右的疑似血塊。當時神經外科醫師建議開刀治療，不過病人拒絕，沒有接受手術治療，經過一個多星期的解毒劑治療後，待凝血機能恢復正常便出院回家。而其他幾名同事同時接受解毒劑的治療 2 ～ 3 週後，也都痊癒康復。

· · ·

　　這種類型的老鼠藥中毒解毒劑就是維他命 K1。抗凝血作用的滅鼠劑會抑制破壞維他命 K 的還原；少了有活性的維他命 K，部分凝血因子的合成及製造就會被抑制，最後導致出血。

　　殺鼠劑一般作成粉末毒餌或添加在水中來餵食滅鼠，毒性上可以區分為劇毒性、強毒性或中等毒性等。劇毒或強毒性的殺鼠劑——例如金屬鉈，一般作為緊急降低鼠類族群為手段時使用，對其他哺乳類也一樣，是屬於劇毒毒物，使用上得非常小心。

　　而且老鼠是很聰明的動物，如果個體太過急促死亡，死狀容易引起存活鼠群懷疑，因此長期使用劇毒藥劑滅鼠，效

果常無法持續。故現今長期慢性防治鼠害，世界各國大多使用抗凝血性殺鼠劑。這些抗凝血性殺鼠劑小劑量就會對老鼠產生效果，對其他哺乳類傷害較低，也是這種殺鼠劑被廣泛使用的原因。

而在台灣，**抗凝血性殺鼠劑常用的主要有短效和長效兩類**。短效的為殺鼠靈（coumadin，Warfarin），這是香豆素的衍生物，人類疾病也是用這個藥來防止病人產生血栓。在新型抗凝血劑還沒發明上市之前，這個藥和阿斯匹靈常被用來預防栓塞性中風。另外，心臟瓣膜壞掉，接受人工機械式瓣膜置換的病人，也必須終其一生服用這個抗凝血劑，來維持人工瓣膜的正常功能。

長效的種類較多，獵鼠（coumatetralyl）、可滅鼠（brodifacoum）、撲滅鼠（bromadiolone）**是其中較常見。台灣的劑型有液劑、餌劑**；餌劑會做成米果、餅乾或一塊塊糖果的樣子，老鼠吃到這些小劑量殺鼠劑，就會因為嚴重內出血死亡，達到滅鼠的效果。人類若誤食到這類抗凝血性殺鼠劑，反應也會像老鼠一樣毒性作用緩慢出現。因為維他命 K 受到抑制後，必須等到體內儲存的凝血因子逐漸耗損掉之後，凝血功能才會出現異常，器官開始產生出血症狀。

臨床上，吃下中毒劑量的殺老鼠藥劑，一般經過 24 ～

48 小時，異常出血的徵候才會漸漸出現。而長效的抗凝血性殺鼠劑可能會再久一點，不過，若是吃下大量的殺鼠劑，可能不到 24 小時就會有出血狀況。

前面提過，台灣的老鼠藥餌劑常是做成一塊很堅硬的餅，或分成 6 ～ 8 塊糖果樣式，或做成小米餅狀，而且所含的藥量對人類來說並不大。由於老鼠牙齒堅硬銳利，所以餌劑通常很硬，人吃起來不易入口也不易咀嚼，因此通常不會吃進很多，即便小孩誤食也多半是只含在口腔中軟化，嚴重出血的狀況並不常見，除非是連續幾天吞食才有可能。

另外，有其他醫院曾報告過這樣的病人案例。糖尿病老人在連續吃了幾天的「餅乾」後，家人發現她身上多處瘀青，一開始以為是外勞虐待或跌倒，緊急送醫後抽血檢驗，才發現是原因不明的凝血功能異常。最後詳細追問，請家屬把老鼠藥帶到醫院後才確定診斷，經過治療終於有驚無險。

而老鼠藥中毒的凝血功能異常及出血，其實很少造成生命徵象上的重大危害與影響。因為出血處最常見的是泌尿道尿血、牙齦出血、流鼻血及腸胃道出血，只要診斷正確，都有解毒劑可以治療。**但如果喝下液體型態的液體老鼠藥，劑量往往會大到容易造成出血問題，而且可能需要治療好幾個月以上**，因為這些長效抗凝血性殺鼠劑半衰期都很長。

短效的殺鼠劑半衰期約為 40 小時，且有在體內蓄積的現象，解毒劑治療可能需一週以上；而長效的老鼠藥半衰期更長，例如可滅鼠的半衰期長達 16 ～ 34 天，就算血中藥物濃度已經低到測不到，研究上發現這個毒藥仍穩穩地結合在肝細胞內的維他命 K 還原酵素上，需要外來的大劑量解毒劑維他命 K 補充，才能避免出血。臨床文獻上報告，解毒劑使用的時間從接近一個月到一年左右都有，最常見的大概是 6 ～ 8 個月。

　　我印象中，有一例喝了液態撲滅鼠約 300 ～ 400 毫升的診治經驗，那位年輕人斷斷續續治療了一年多。

　　在喝了液態毒液後，隔了幾天他因為騎車跌倒，身上皮膚多處擦傷與瘀青，後來發現打針的地方也開始瘀青，經過醫師詳細問診，才問出該病患喝老鼠藥的病史。當時醫院只有維他命 K 的靜脈注射針劑，因此將他收治住院進行解毒劑治療。但是病人住了一個多月後，凝血機能恢復效果並不理想，後來我們終於買到口服維他命 K1、一罐一千顆的藥丸讓他帶回家服用，經過劑量調整，他一天服用八到十顆，凝血機能才可以維持在正常範圍。

　　但這位病患並沒有再回診，結果隔了二、三個月又出現在急診室，一樣是跌倒擦傷及多處瘀青，抽血檢測凝血機能

和前次一樣糟糕，只好再度住院接受靜脈注射解毒劑，輸注新鮮血漿治療。這次住院約兩週就出院，再次開立口服解毒劑，結果病人照樣失去聯絡，也沒再回診。又經過幾個月，病人出現在我的門診，原來是又再出血不止。這次是因為和他人打架，被揍的地方出現瘀青，別的醫院以維他命 K 注射來治療，一天一次，沒想到施打了幾天後，手臂上瘀青範圍卻越腫越大，因此建議他來找我。這次他沒有住院，也因藥廠不再生產販賣口服 K1，改在門診靜脈注射維他命 K。從一個星期三劑，再根據凝血機能調整劑量，經過二、三個月辛苦的治療療程後，凝血機能才終於恢復正常。

由上述案例可以得知，長效抗凝血性殺鼠劑中毒時，解毒劑治療需要很長的時間，如果有口服的維他命 K，治療這類的病人會比較方便。然而很現實的是，這種病人不多，口服維他命 K 錠劑的製造成本又不低，甚至比針劑成本還高，因此沒有藥廠願意生產；而針劑必須靜脈注射，可能會有過敏的風險，注射時最好能住院治療。

➕ 防毒小知識

1. 過去使用對哺乳類動物毒性極強的毒鼠強、重金屬等殺鼠劑，現今因長效性抗凝血劑針對性極強又不貴，且人類與鼠類的體重差距甚大，能毒死老鼠的劑量不容易毒死人類，故大部分官方提供的殺鼠藥皆是使用長效性抗凝血劑。

2. 為避免人類誤食（尤其是不諳世事的幼兒和欠缺辨識力的老人），老鼠藥多製作成又硬又乾的餅乾，有些會染上示警色或做成發霉樣式，盡量不引起人注意。

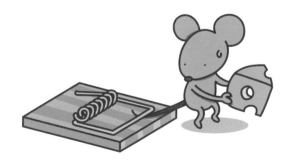

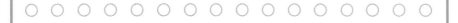

3. 若不甚誤食，對體重較輕的兒童與身體機能較差的老人，仍建議送急診觀察，並於到院時抽血檢驗凝血功能，之後定時追蹤。若有出現凝血機能下降情形，給予解毒劑維他命 K；若無則可回家觀察。家屬或病患本身可注意之後是否容易瘀青或傷口不易止血的現象，若有則應立即就醫。

4. 若是自殺或遭人下毒，可能因為食入的劑量大而容易產生嚴重中毒症狀，且很有可能須長期持續使用維他命 K 治療。

毒物醫學深入了解

抗凝血性殺鼠藥劑主要的作用機轉，在於抑制維他命 K 在肝臟內的活性復原，導致凝血因子無法活化，凝血功能因而異常，凝血酶原時間（prothrombin time, PT）延長，臨床上就可能產生出血不止的現象。

由於長效抗凝血性殺鼠劑中毒可能必須長期使用解毒劑治療，在沒有錠劑可以口服的情況下，我們曾改變策略直接口服針劑，代替不存在的藥丸，而這個策略後來也在一家三口中毒個案上嘗試成功。

有一單親家庭在社福單位的協助下，原本已勉力的生活著，不過媽媽最近工作上卻相當不順心，抑鬱的心情讓她做了傻事，在煮飯時把液體可滅鼠倒入精心為家人準備的餐點中，以此手法施行了幾天。

事實上，青春期的大兒子似乎對媽媽的做法了然於心，也靜靜地配合，不動聲色的每天還是駕著他的輪椅上課去。大概過了十多天，由於整天坐著輪椅，他的大腿上出現了瘀青，被家訪的社工人員發現，媽媽才說出這幾天使用老鼠藥的情形，母子三人因此被送進急診，住院接受維

生素K注射治療。我們在經過四週治療穩定之後，媽媽也打算重回職場，因此開始嘗試口服維他命K針劑來治療。

維他命K針劑一小瓶1毫升含有Phytomenadione（植物甲醌）10毫克。維生素K是脂溶性的，這1毫升的藥水根本倒不出來，在住院期間，我們和護理站想方設法嘗試收集到5毫升的藥，讓病患口服。後來想到的方法是，每次門診領到解毒劑後，由護理人員協助用空針將小玻璃瓶內的油性藥劑吸出，集中在消毒過的50 ml玻璃瓶中，並給他們一個小藥杯，讓病人每次喝3-5ml的藥劑。母子三人出院半年左右，都使用這個方法持續解毒治療，直到凝血功能恢復正常。

事實上，文獻上已經有人建議或以這樣子方式使用維他命K解毒劑。而且有簡單的藥效及藥物動力學比較分析，針劑拿來口服，病人除了口感上有油的味道之外，沒有其他腸胃道不適感出現。口服後藥物的血中濃度比直接靜脈注射差了一點，不過這種病人可以隨時檢測凝血酶原時間，若有延長時，可以馬上增加劑量，以降低出血的意外。只要病人停藥後，凝血酶原時間追蹤兩週沒有特別異常，即表示病人已恢復正常。

08 鮮甜葡萄成熟時
—— 2-氯乙醇催芽劑中毒

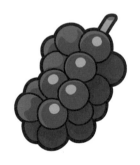

　　台灣中部的地形和氣候不只適合居住，也是葡萄的主要生產地區之一。由於地處亞熱帶，葡萄栽種採一年多收方式，但冬季低溫期葡萄樹休眠不規則，需攝氏7度以上才會萌芽，枝條生長強弱也不平均，大大影響開花結果以及果實成熟期的品質，造成管理上的困擾。

　　為了品質與收成穩定，農家一般以無性繁殖的扦插法，在棚架枝條進行化學藥物催芽，才能如期有漂亮果實可採收。而**目前使用的催芽化學藥物主要為**：2-氯乙醇（ethylene chlorohydrin）、氰氨基化鈣（calcium cyanamide）、氰

滿素（hydrogen cyanamide）三種。

其中 2- 氯乙醇毒性最強，農政單位並不建議使用，但由於它使用方便，又能穩定結出飽滿漂亮果實，所以中部地區大部分的果農，還是會使用這種沒有法律保障的化學藥劑。

雖然農民都清楚這個化學物的毒性，不過偶爾還是有因工作接觸或誤食、自殺等等，造成嚴重中毒而致死的個案，實在令人遺憾！以下敘述的案例，就是催芽劑中毒的家庭事件，由此案例大家也可了解台灣 2- 氯乙醇的暴露模式、毒性及其如何威脅著農民的性命，以後品嚐中部名產巨峰葡萄時，不要忘了感謝農民的辛勞。

事情發生在某年的端午節後，準備為葡萄再次催芽時。因為氣候的影響，葡萄發芽的時機短暫，所以每到催芽時節，大家都要放下手邊的工作，以「催芽」為第一優先。

今天是林先生的果園點葡萄催芽劑的第一天。所謂的「點」，是拿著毛筆沾滿已染成紅色的藥劑，在葡萄枝條上點一滴；另一種常見的做法是在小鋸子前端包一小塊布，再沾滿紅色藥劑，用小鋸子先在葡萄藤上鋸一小道傷口，當鋸子往下拉時，沾著紅色催芽劑的布就順勢將藥劑塗在鋸出的傷口上。因為藥劑染成紅色，所以點過的地方清楚可見，不

會有重複上藥的情況。

　　由於這個藥劑具有很強的揮發性，所以點葡萄時大家都會戴上口罩、手套和穿圍裙。工作完畢時，身上的紅色催芽劑也可清楚辨識哪裡沾到多少劑量，如果有人不舒服被送進急診室，醫師也可從病人身上皮膚染色的情形了解病人的狀況。

　　林阿嬤不忍孫女們暴露到毒物，所以「點」葡萄的工作由她來進行，孫女們則分配到雜務或搬運。當天太陽快下山時，一家人匆忙收拾好裝催芽劑的罐子及其他工具，直接放進車子後車廂準備回家。到家後才發現彎曲顛簸山路讓催芽劑罐子因為撞擊翻滾，導致蓋子迸開，液體漏出不少，後車廂的踏墊被浸濕了大片。因為清楚含有 2- 氯乙醇的催芽劑毒性可怕，林先生立刻將車門、車窗全部打開，腳踏墊也拿起來清洗乾淨，才放心去休息。

　　多雨的季節，林家嬤孫並沒有因為山上下大雨而阻礙他們既定的農事。幾天後的早晨，他們坐上老爺車從家裡出發，希望今天能完成「點」葡萄的收尾工作，讓孫子們可以好好地去放暑假。

　　由於持續下著大雨，車內沒有開窗。在沒有任何警覺下，悲劇悄悄地接近了歡樂的林家。

「爸爸，我肚子痛、很想吐⋯⋯」剛開上彎曲山路，20 歲的女兒首先發難。她探頭向前座正在開車的林先生抱怨著。

「妳會不會是剛剛早餐吃太多了？看吧！就跟妳說了⋯⋯」林先生稍微分心了一下，「去果園前先載妳到鎮上看醫生好了。」

「嗚唔唔唔⋯⋯」本想說些什麼，這時從腹部湧上的噁心感卻壓不下去，只得用手摀住嘴巴，生怕一不小心直接在車上吐出來。

從後照鏡看到女兒一臉菜色，林先生趕緊將車子靠邊停下。在車子停穩的那一剎那，女兒不顧外面的雨勢，立刻拉開車門衝到路邊大吐特吐。

「妳沒事吧？」林先生擔心地問。

「⋯⋯大概有事吧？」女兒回答得有氣無力。其實她很早就開始不舒服，只是一直忍著沒說罷了。基於不想讓父母操心，再加上剛開始僅是有些頭暈，沒想到後續會變得如此嚴重。

「阿伯，其實我也有點頭暈耶⋯⋯而且肚子也很痛⋯⋯」後座另一側，林先生 16 歲的侄女，有些遲疑地出了聲音。

「怎麼會?!」暈車？感冒？吃壞肚子？食物中毒？林先生思索著各種可能的答案，越想眉頭皺得越緊，他直覺不妙。轉頭跟林阿嬤說：「媽，今天先不要去果園做事了，我們去台中找洪主任。這種麻煩的事，找他最保險。」老阿嬤沒有意見，跟農事比起來，當然是孫女們的健康更重要。於是他一邊打電話給我，一邊催著油門，一路從東勢狂飆到台中。

• • •

　　到達急診時，我從他們症狀表現發展及這幾天的工作內容，推測是葡萄催芽劑 2- 氯乙醇中毒。腹痛、腹瀉、噁心、頭暈，是這兩個女孩共有的症狀，只差在年長的那位情況較嚴重，年紀小的妹妹到醫院急診時已有好轉。

　　後來詳細問診，這對堂姐妹都是大約 3、4 天前就開始覺得不舒服。此時林先生的小兒子突然插話，說他這幾天坐在車裡也會頭暈，但是下車後就不會了。林先生聽了兒子的描述，也仔細回想了一下，覺得自己好像也有不適感，只是他一直認為應該是最近太忙太累的緣故，所以沒有特別在意。由於同車的人除了老阿嬤之外都有不舒服，我猜是幾天

前後車廂漏出的催芽劑造成中毒。

我決定幫年紀較大的女孩做動脈氣體分析，查看她是否有代謝性酸中毒，因為她的症狀嚴重得令人擔心。

2- 氯乙醇化學物質可以輕易地藉由呼吸道黏膜或皮膚接觸進入人體，被人體中酵素系統代謝，代謝後的產物——氯乙醛會破壞人體細胞，對神經、心臟等重要器官系統造成損傷，引起代謝性酸中毒。以往 2- 氯乙醇中毒無藥可解，亦無法從尿液中測得實際濃度，除了維持生命現象之外，只能針對各個身體機能進行監測，治療也只針對明顯出現問題的部位。

雖然代謝它的酵素跟代謝酒精或假酒甲醇的可能是同一個酵素，過去中毒病人也曾使用高濃度的酒精來嘗試抑制這個酵素，期望達到解毒效果，但是效果不明顯，很多病人最後仍然死亡。而近幾年我們在動物實驗研究中，發現了本來用於治療假酒甲醇中毒的解毒劑 Fomepizole（康力解），對 2- 氯乙醇中毒可能也有治療效果。只要病人尚未產生代謝性酸中毒，基本上都可以順利救回。不過，一旦病人形成低血壓合併嚴重酸中毒時才使用解毒劑，效果就很差。

林先生認為傾倒在後車廂的農藥已經完全清洗乾淨，不相信女兒會是葡萄催芽劑中毒。只是他也看過、聽過幾個

同業因催芽劑喪命的案例，此刻他的心整個揪在一起。女兒的血液氣體分析報告最後沒有出現奇蹟：她的血液確實比平常人酸很多，只是血壓還沒開始下降，相對樂觀一些。我馬上請值班醫師取出僅存的解毒劑 Fomepizole 開始靜脈注射；以這個小女生的身形評估，這瓶解毒劑剛好可以分兩次施打：先打一次撐過半天，之後再打第二劑。同時請林太太連夜趕到台北毒藥物諮詢中心，取回後續要注射的解毒劑劑量。

大女兒在第二天打完第三劑解毒劑後，終於不再上吐下瀉，情況逐漸好轉。第三天雖然還是有輕微的腹痛與暈眩，但評估已經可以出院，只要再休息一天，便可以完全恢復健康。

同一時間林先生知道女兒病情終於好轉，心安下之後，把車開去修車廠檢查。果然移開後座的座椅後，發現了一大灘紅色化學液體，應該是傾倒漏出的催芽劑往前流，流到右側後座底下，也就是他女兒最常坐的位子。他以為回家把後車廂踏墊清洗乾淨就沒問題了，卻沒想到有大片的漏網之魚，差點造成家人生命危害。

2- 氯乙醇宛如雙面刃，點在葡萄枝條上可以促成它發芽結果，沾到人的皮膚卻可以終結生命。尤其它毒性極強，

甚至會穿透塑膠手套，卻又因為它在葡萄種植上成效良好，讓農民們又愛又恨。在台灣種植葡萄的六千至八千位農民中，使用 2- 氯乙醇時多會小心謹慎，因此中毒個案並沒有想像中多，相關的臨床中毒報告也很少。雖然我們曾對 2- 氯乙醇做了不少相關研究，但對其確切的中毒機轉仍有待進一步了解。

• • •

另一個 2- 氯乙醇案例，是發生於 2011 年南投信義鄉的兩對夫妻集體中毒事件。

由於是重大社會案件，四個病人都經過詳細的病理解剖，其中三個病人來得及送醫急救，而有較為完整的醫療記錄可供參考，在臨床毒理上深具參考價值。

2011 年 7 月初，南投信義鄉山上有兩對夫妻（老闆和員工）於前一天傍晚工作結束後，一起相約吃晚餐、喝酒。其中一瓶酒可能是味道不好，只被喝掉一些。晚餐後兩家人便各自回家，離奇的是，從凌晨到早上短短幾小時內，四個人相繼突發噁心、嘔吐、神智改變、抽筋至休克死亡。

第一個個案是 37 歲女性。凌晨 1 點左右開始噁心、嘔吐、呼吸急促及神智改變。由於住在信義鄉山上就醫不便，雖然打了 119，但直到凌晨 4 點才送到南投的醫院急診，當時已呈現深度昏迷，血壓只有 67 / 35mmHg。血液檢查除了酸中毒外多數正常，心電圖有缺氧性變化，因此被當成急性心肌梗塞轉到第二家醫院治療。在第二家醫院急診室突發心臟停止急救多次，又使用體外循環機葉克膜（ECMO）治療，病人還是於早上 8 點多急救無效死亡。

　　第二個是 48 歲女性，症狀的進程和第一個個案一樣，通報了 119，但凌晨 5 點要送醫時，發現早已死亡。

　　第三個是 55 歲男性，二號病人的先生。凌晨 4 點多開始噁心、嘔吐、全身不舒服，早上 6 點多送達醫院急診，血壓 90 / 32mmHg，很快就產生躁動、冒冷汗及抽搐，7 點多即出現心跳減緩、血壓降低，於 8 點左右急救無效死亡。

　　第四個是 40 歲男性，一號病人的先生。早上 8 點多在醫院加護病房外等候太太急救時，突然頭昏、四肢冰冷、心悸及嘔吐，自己走進急診室，當時醫院記錄病人嗜睡無力，神智尚清楚。但 9 點左右開始血壓驟降、神智改變，很快呈現深度昏迷，經葉克膜治療及使用氰化物解毒劑都無效，於下午 5 點多死亡。

當時這四位病人突發死亡的事件震驚全台灣，很多專業或非專業人士從現場發現的蛛絲馬跡中，提出各種致命或中毒的猜測，社會上出現一片憐惜的聲音。

　　事發當天早上 8 點，我接到「毒蠻牛事件」與我一起奮戰的同事電話。他描述著病人狀況，與我討論病情：「病患全身肌肉僵硬，肢體有些角弓反張，嘴巴微張，臉部出現要笑不笑的痙笑表情。」

　　我一聽到「角弓反張」這個描述，直覺反應是「番木鱉鹼」中毒。我建議送病人的血液做乙醯膽鹼酶檢測，可做「有機磷中毒」的鑑別診斷，但同事剛下大夜班，我則趕著去看門診，匆匆掛上電話便將這事先暫時擱置一旁。

　　事情發生後第三天，有資深急診醫師提出另一個臆斷：「會不會是肉毒桿菌中毒？」因為這四位病人都是信義鄉原住民，當地部分原住民有食用醃製生肉的習慣，如保存不好會滋生細菌，過去也曾發生過幾起類似的中毒事件。對此，有醫師強烈反駁這種說法。認為如果是肉毒桿菌毒素造成的傷害，病人應該會呈現全身肌肉無力，而不是肌肉僵直。尤其第四個病人從正常到發病死亡，過程都在醫護面前發生，完全可以排除肉毒桿菌中毒的可能。然而，衛福部的檢測單位還是信誓旦旦展示他們的檢驗結果，表示有肉毒桿菌中毒

跡象。

　　最後，農藥毒物試驗所殘毒檢驗室的李組長，協助做了農藥精密分析檢驗。分析完這四個病人的所有檢體（包括血液、尿液、糞便、眼球液及器官組織）後發現，2- 氯乙醇及其代謝物氯乙酸分布在這幾個人全身，快速奪取他們的寶貴生命。

　　從這四名病人的病歷及實驗室檢驗結果可以發現，葡萄催芽劑 2- 氯乙醇的臨床毒性，其致命機轉可能主要為心因性休克及中樞神經毒性。而這四位病人及過去病人的臨床表現中有個特點，如果有喝酒的話，毒性症狀會延遲幾個小時才出現。

　　未來，希望臨床毒物學醫師能找到治療 2- 氯乙醇中毒的解方，農業專家們也可以找到另一種好用、無毒、發芽效率高，讓葡萄品質更好的催芽劑，保護這些農民的安全，也讓消費者吃進口中的美味葡萄不是來自於劇毒化學物質。

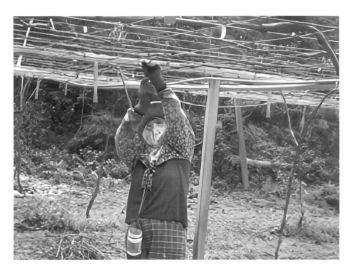

▲ 農民胸前掛的罐子即是染色催芽劑—2-氯乙醇。當身體移動時藥劑容易濺出接觸到皮膚，或是於使用時經呼吸道吸入、嘴巴食入而中毒。照片中是林阿嬤工作時的樣子，她的身高比葡萄藤架矮一些，在「點」葡萄催芽劑時，液體藥劑可能往下滴，造成接觸甚至口服中毒。照片中可以看出，阿嬤的布口罩已經滴到一些紅色液體。

➕ 防毒小知識

1. 2- 氯乙醇因強毒性而被各國政府（包含台灣）列為禁用農藥之一，但因使用效果最好也最為方便，不少果農仍使用其作為點葡萄時的藥劑。

2. 2- 氯乙醇的化學特性使其會被皮膚吸收進入人體，也會以蒸汽的形式被吸入呼吸道，使用時應做好全身防護，並避免使用飲料瓶作為分裝容器以免誤食。使用完後應確實封好容器，避免傾倒。

3. 2- 氯乙醇無官方指定的解毒劑，且一旦被吸收進人體就不易阻止毒性蔓延。雖然研究上有效果不錯的藥劑可作為解毒劑使用，但過去該藥物並未於台灣取得藥證，現在被健保核准使用在假酒甲醇中毒上，但 2- 氯乙醇中毒仍無法作為適應症使用。

毒物醫學深入了解

2- 氯 乙 醇 (2-chloroethanol, ethylene chlorohydrine) 是一種二羥基醇 (glycol) 鹵化物，為工業上常見的溶劑與化工原料，早期則是作為相片的粘著劑使用。

在常溫下是一種無色透明的液體，因此農民使用 2-氯乙醇來催葡萄樹萌芽時，會將其染色，以毛刷、毛筆或樹枝等工具塗在葡萄樹藤蔓枝端或枝節處，即可達到催芽的目的。

2- 氯乙醇中毒時會表現出腸胃道症狀、神智不清及酸中毒。嚴重的病人很快會出現無法矯正的低血壓、抽搐及昏迷，並且在中毒後 24 小時內死亡，死亡率高達四成以上。

臨床經驗上，我處置過的病人典型致病過程如下：農民一般早上開始從事「點」葡萄催芽劑工作，若每天不小心接觸到一點點催芽劑，累積幾天下來到了某一天，病人會開始有腹痛、腹瀉、噁心、嘔吐等腸胃道症狀，有些人

還會出現嗜睡或反應變差的神智改變。

　　送急診之後，除了上述臨床表徵外，可能還有冒冷汗及心搏快或是手腳僵硬。抽血檢查無特殊發現，有些人會出現血液白血球稍高、血液中肌肉酵素（CPK）上升，血液中乳酸值正常或稍高，其他肝腎功能多數正常，但動脈氣體分析可見輕度到中度代謝性酸中毒。

　　這時如果開始使用甲醇的解毒劑 Fomepizole 治療，少部分病人可能有機會復原。大部分病人可能在檢查出來後血壓就開始下降，這時醫師試圖努力維持病人血壓通常是枉然的。我們曾多次嘗試使用葉克膜來治療這類病人，但沒有成功，病人只是多撐了 2、3 天而已。

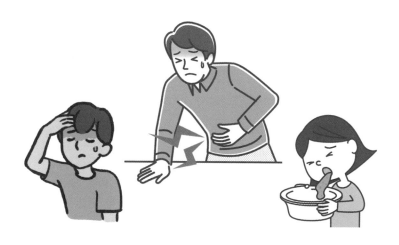

很多病人在血壓下降時，神智開始昏迷，呼吸衰竭，需要插上氣管內管幫助呼吸。這時使用解毒劑也發揮不了作用，一段時間後病人心臟就會停止。根據毒物中心的報告指出，這類型病人在醫院的治療期間大約是半天。這也是案例中林先生在聽到我懷疑她女兒是催芽劑中毒時，非常揪心的原因。直到第二天女兒說她肚子不會痛了，幾乎整晚沒闔眼的林先生才終於露出笑容。她是少數臨床表現有酸中毒但治療後能倖存的例子。

　　若未來果農還是會繼續使用 2- 氯乙醇作為催芽劑，急診室仍必須面對這種中毒病人。我認為「積極防治」絕對是比「消極禁用」更需要去努力。

🛡 2- 氯乙醇中毒防治

1. 農民購買及儲藏催芽劑 2- 氯乙醇應上鎖並保管好。

2. 調配及施用催芽劑時，應該穿戴好頭套、護目鏡、活性碳口罩、塑膠手套、防護衣物及長筒膠鞋。工作完畢盡快沐浴更衣。

3. 工作期間或結束後有任何腸胃道症狀及頭昏嗜睡，應盡快送醫，並告知急診醫師有可能暴露到催芽劑 2- 氯乙醇。

4. 病人在急診室就診時除檢驗常規檢查外，需加動脈氣體分析、肌肉酵素濃度 (CPK)、心電圖等。

5. 如果強烈懷疑有暴露到 2- 氯乙醇，或病人出現任何程度的代謝性酸中毒，可以盡快啟動解毒劑治療。

6. 藥物治療建議如下：立即靜脈緩慢注射 Fomepizole 15 mg/Kg，之後每 12 小時再給予 10mg/Kg 的量，共三次。同時靜脈注射 N-acetylcysteine(NAC)300mg/Kg/day，分次給予 2 到 3 天。NAC 可以提升細胞內的 GSH 濃度，協助穩定細胞內代謝與降低氧化壓力。未來如果有其他藥物實驗上可以證明它的效果，只要副作用不大，應該都可以試試看。

7. 血液透析或其他體外毒物移除法，目前沒有證據證明有效。但 2- 氯乙醇分子量小，用血液透析法移除不難，不過需盡快使用才可能會有效果。

藥物危害

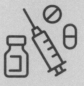

09 來不及的悔恨
──巴拉刈農藥中毒

　　醫師在毒物科學習時，每每面對服藥過量的病人，常會問一句：「你們喝（吞）下毒物時，不會後悔嗎？」大多數的病人都表示懊悔，僅少部分病人會答：「當下沒想那麼多⋯。」

　　身為毒物科醫師我不得不提醒大家，有部分毒物真的是讓你連後悔的機會都沒有，例如已被禁用的除草劑巴拉刈，就是最有名的代表例子。它的特點是：暴露到致死劑量後，幾天內一定會致命。不論是誤食或蓄意，一旦暴露後，臨床上除了口腔潰瘍（吞口水很痛）、腎功能急遽惡化、小便解不出來、全身水腫及肺部傷害導致逐步缺氧，更殘酷的是，病人的神智會一直清醒著，直到缺氧嚴重時，甚至到臨終最後一刻，還可以講話清楚交代後事。

所以當病人喝下巴拉刈之後，從「看起來好好的」到「心跳停止」，短時間內身體的情況變化很快，反而是家屬無法接受，會出現否認、憤怒及討價還價的心態。而喝下毒藥的病人，呈現出來的則是驚慌、無助、不知所措和深度憂鬱。

· · ·

　　接下來我要說的個案，不知道該說他是幸運？還是不幸呢？

　　這是一位 30 幾歲帥氣又講義氣的年輕人。他的學習能力很強，雖然學的是汽車修護，但專科還沒畢業就會駕駛大客車和砂石車了。於是他向銀行貸款購買遊覽車組車隊，之後還成立了旅行社和包租遊覽車公司。

　　可惜好景不常，事業未如他計畫中的美好，還屋漏偏逢連夜雨，在一次嚴重車禍中他的遊覽車幾乎報廢，且造成十幾名乘客輕重傷。更慘的是，當時為了壓低團費，旅客們都沒有投保旅遊平安險，天價賠償金讓他債台高築。

　　為了想重起爐灶，於是他向朋友借了一輛遊覽車，邊接遊客邊還債務。無奈生意不佳，累積的債務越來越多。此時

天不怕地不怕的性格，在遇到逆境時發揮得淋漓盡致，他寧可向地下錢莊借款，讓高額利息越滾越多，也不肯向親人求援伸手。

由於還不出錢來，每天得面對上門討債的兄弟，最後在走投無路的情況下，他去農藥行買了一罐除草劑（巴拉刈），心一橫飲下。

事發當天，我正在實驗室和助理討論，該採購哪種細胞來做巴拉刈的毒理實驗。因為研究所的老師表示，她之前也做了一些巴拉刈的毒理實驗，但這種毒物相當特別，目前沒有解毒劑可以治療，所以如果我們能找到中毒機轉及治療的藥物，將會是重大貢獻。只不過還沒等到夢想成真，巴拉刈這個除草劑就已經被禁用了。

下午他被送進醫院急診室，接到通知後我馬上前往。到達時發現他已經在院外插了鼻胃管，也灌了活性碳，但是病人還是一直有噁心想吐的狀況。從轉診單上知道，病人在兩個半小時前喝了約 300 毫升 24% 的巴拉刈農藥，因為一直嘔吐出藍色液體，被姊姊發現後送醫，在該院做了初步急救後，轉來本院急診。

看著轉診單上的檢驗報告數據，我轉頭詢問病人的姊姊後得到確定的答案——巴拉刈，瞬間心涼了一半。因為病人

中毒還不到 3 小時，我還是立即給予血液灌注，希望洗腎可以救得了他，至少期望我的「死亡預言」會失準。

我把病人姊姊請到急救室外面說明病情，第一句話就是很無情的預言：「如果真的喝了 300 毫升，病人鐵定沒救，而且不會超過一個禮拜。」

這是我過去多年醫治的「不好經驗」。曾經有病人家屬在危急時（血壓已經量不到的情況），準備把病人帶回家，我把診斷書當面交給家屬時，家屬流著眼淚哽咽地說：「主任，你實在很殘忍，你說我先生活不過五天，果然今天才第四天……嗚嗚……」唉！這種「預言」對我而言真的一點成就感都沒有。

醫生的天職是治療、拯救病人，而不是預測閻羅王什麼時候要召見病人。我會先下「預言」，主要是讓家屬有心理準備。大量巴拉刈中毒的病人真的走得很快。當然，如果病人也可以在這麼短的時間內「放下」，那是最好的。

經解釋後，姊姊也詢問過可代替病人簽字，便同意了進行血液灌注，以清除體內毒物，期望可以降低巴拉刈毒性。

血液灌注就像洗腎，透過大管徑的管子，引導血液經過一個裝填滿活性碳的管柱；血液內很多成分被活性碳黏住（當然最主要目標是巴拉刈），再流回病人身體內的血液就

會比較「乾淨」。一直周而復始,直到這些吸收進入血液循環系統的巴拉刈大部分被移除。

交代急診醫師盡快在大靜脈上插好洗腎管子,聯絡血液透析室,準備幫病人進行活性碳灌注治療後,我將病人檢體直接帶回實驗室檢驗巴拉刈的濃度。我還特別交代了實驗室:「這個病人喝的量很大,血中或尿中毒物濃度一定很高,最好先稀釋幾倍後再一起檢測。」結果兩個多小時後實驗室回報,病人血中的巴拉刈濃度只有 0.6μg/ml (ppm),而且是做了兩次確認的。

喝了這麼多的農藥,血中濃度竟然不到 1 ppm?會不會病人描述的量,跟我們的認知不一樣所導致?有時候一些病人確實會有稍微誇大的用詞,這跟醫師在詢問病史的態度、語氣、用詞精準度和病人的反應都有關。

我曾經在急診看到一個中年女性病人,其臉頰、嘴巴、兩手及身上洋裝前面全部都沾到淡藍色液體,住院醫師的病歷上記載:病人喝了約150cc(一個紙杯)的巴拉刈自殺。

如果喝了巴拉刈原液一杯,這麼瘦小的病人一定撐不住。可是從殘留的「淡藍色」痕跡來看,應該是稀釋過的農藥,因為巴拉刈原液近似黑色的深藍色。因此我問病人,她到底怎麼喝農藥的?喝了多少量?怎麼會喝得全身都是?

她表示，前一晚和老公大吵一架，老公竟然跑出去喝酒。這讓她越想越氣，就把農藥拿出來，倒了一些在瓶蓋內，另外倒了一紙杯的礦泉水，把瓶蓋內的農藥全倒進紙杯裡，在委屈生氣傷心之下，邊喝邊哭。但她只喝了一小口，其他大部分都從嘴巴流了出來，因此滴得整件衣服都是，還沒來得及換，就被家人發現送到醫院了。結果苗栗的醫院聽說是巴拉刈中毒，二話不說就把她轉到我們醫院來。

這樣就能解釋，病人衣服上的污漬為何呈現淡藍色了。因為只喝了一小口稀釋後的原液，血中巴拉刈濃度還不到 0.1ppm，幾乎沒什麼症狀產生，連口腔黏膜潰瘍都沒有，住院觀察兩天就出院回家了。

· · ·

我眼前這位男性年輕病患，身上沾到農藥的地方呈現深藍色，也表示喉嚨很痛、很不舒服，顯示他喝的應該是沒有稀釋過的原液，只是為什麼他的血中農藥濃度不到 1ppm 呢？

巴拉刈一進入到身體，就跑到組織裡面開始搞破壞，殺死細胞。血液灌注只是將在血液循環中的巴拉刈移除，但細胞傷害是無法復原的。這種致毒行為就是讓醫療處置效果不

彰的主要原因。

此時病人看起來相當沮喪，因為姊姊剛剛問他有沒有什麼話要交代？要怎麼告訴鄉下的媽媽？他看到我也只是輕聲的說了聲謝謝。當我告訴他，他血中的巴拉刈濃度出乎意料的低，他的眼睛馬上為之一亮。我接著說：「如果是中毒後 10 幾個小時才到我們醫院，血中農藥濃度是 0.6ppm，存活的機率很低。你是喝下農藥後 3 個小時左右送到我們急診室抽血，一般會致死的濃度大概是 2ppm 左右；換句話說，也就是你有機會可以活下來，統計學上的機率大概是 50%。」

一個 60 幾公斤的成年人，喝下巴拉刈農藥 50% 的致死率劑量約是 15 ～ 20 毫升。我實在不解，病人喝下了 300 毫升的農藥，為何血中濃度這麼低？但當他聽到自己有存活機會時心情突然開朗，把我當成了麻吉似地開始侃侃而談。

回想喝巴拉刈那天，討債公司的人走了之後，他心想自己已經無路可走了，就用口袋裡剩下的錢去農藥行買了一罐巴拉刈，和兩大杯全糖泡沫紅茶。他聽說巴拉刈不好喝，而且得喝大量才能在幾天內歸西，因此回家後用玻璃杯倒了滿滿一杯農藥加上兩杯大紅茶，大口大口喝下去，很快就一飲而盡。

不到 5 分鐘他開始嘔吐，吐出很多深藍色液體，被姊姊看到後將他送醫。一開始還不知道血中農藥濃度時，他說自

己並不後悔做這件事，等到他在加護病房經歷插呼吸管、狀況好一點後再拔管，這樣子來來回回三次後，他說他後悔的是買了那兩杯紅茶；但是時間再往後推移四年多後，他有機會氣喘吁吁地進到我門診，告訴我的卻是幸好有買那兩杯紅茶，讓他度過了生命中最幸福的四年。

雖然巴拉刈血中濃度不是很快致命的程度，但一樣對重要器官有很強的毒性。他的腎功能第二天就開始衰退，小便量急劇減少；肺部的傷害更是嚴重，血氧濃度快速降低至動脈血氧 50 ～ 55（正常是 100 左右）毫米汞柱，血氧飽和濃度在 88 ～ 92% 之間徘徊。第一次插氣管內管和使用呼吸器是中毒後兩週，可能是腎衰竭讓水分積在體內，尤其是受傷最嚴重的肺部，以至於血氧一直拉不上來。在徵得他同意後，插上氣管內管；但在用了利尿劑藥物後，血氧和呼吸狀況改善，竟然可以成功拔管。可惜肺部功能仍不夠穩定，後來又插管兩次，直到病人腎功能緩慢復原，他的呼吸狀態才趨於穩定，可以不用呼吸器協助。

病人住院一個多月後出院回家，當時血氧飽和濃度可以維持在 95% 左右，只是走太快會喘。出院時，我特別交代他一定要回診並按時追蹤，可惜他出院後就失聯了，沒再回我的門診。

．．．

　　當他再度出現在我門診時，已經是四年後的事了。因為呼吸很喘，連日常生活都嚴重受到影響。根據他女朋友敘述，他吃一頓飯必須停頓很多次，連用力咀嚼都會喘，更不用說邊吃飯邊聊天。在門診診療時，回答問題也無法一氣呵成，需停頓好幾次。

　　由於太喘的緣故，我沒有詢問太多這四年多的歷程，讓他先去照了一張胸部 X 光。這張 X 光片是四年累積下來的結果，他應該自出院後就很難有激烈的活動。並且因為肺部問題沒辦法到處跑，只能在朋友的公司當派車員，生活起居則全由女朋友協助。他告訴我：「這四年真的很幸福，我體驗到三十多年來真正『活著』的感覺。」

　　我責怪他為什麼不早一點回來門診追蹤？也許有方法可以阻止巴拉刈引起的肺部纖維惡化。雖然出院時知道我的提醒，但是出院後即必須再度面臨債務問題，很長一段時間他都躲在家裡不敢出門。後來女友幫忙處理好債務，還得辛苦照顧他的生活，為了不增添大家的麻煩，所以他一直沒有再來回診。

　　他趁護理師拿著門診單跟女友說明時，偷偷告訴我：

「因為連上個廁所都喘到不行，我覺得自己快到盡頭了，今天來回診是想謝謝醫師當年救了我，讓我換到幸福快樂的四年時光！」

這是他唯一一次門診，也是最後一次門診。

之後，我打了幾次電話給他，得知他罹患重感冒嚴重缺氧，插著氣管內管住進了某醫院的加護病房。還好後來拔管成功轉出加護病房，當時我去探望了一次，為他加油鼓勵。

最後一次見到他，是他再次瀕臨呼吸衰竭，剛好有腦死病人捐出肺臟，他決定接受肺部移植手術。因為他真心希望自己有機會可以好起來，回報女友的真情。移植手術後，我再去加護病房探他。他戴著呼吸器，神智清楚，可以用筆跟我溝通，告訴我移植手術相當成功。

沒想到，三天後竟傳來噩耗。原本手術後他已能自主呼吸，主治醫師很高興地拔掉呼吸器，讓他自己呼吸；一開始也確實不錯，呼吸順暢，但是到了當晚病情就急轉直下，再度呼吸衰竭，這次用上 100% 的氧氣也解決不了，嚴重的肺動脈高壓讓他的右心室快速衰竭，就這樣過世了。換作是10 多年後的現在，有純熟的器官移植技術，加上新的控制肺動脈高壓藥，或許王子和公主還是可以過著幸福的日子。

巴拉刈目前已經從台灣市場上禁止了，放眼未來，令醫

療人員束手無策的巴拉刈中毒個案應會大幅減少。不過，還有很多棘手的毒物中毒，需要醫療人員的細心、用心、盡心照護，才能脫離毒物的威脅，拯救更多病人的生命。

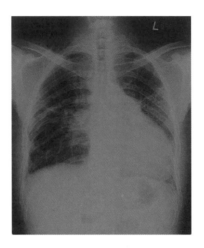

▲ 病人肺部兩側有很多粗細不一的線條，這是典型肺纖維化末期表現。他的心臟也明顯擴大，兩側的肺動脈鼓得相當大，說明其肺動脈壓力很高，即使肺葉移植手術成功，若沒用藥物控制好，病人還是沒辦法存活。

✚ 防毒小知識

1. 除草劑巴拉刈雖然已被禁用，但仍是毒理學家與急診醫師們難以攻克的大魔王。

2. 為了防止誤食事件發生，原液中摻有嘔吐劑，並加入色素染成深藍色液體，提醒民眾多注意，不要誤飲。

3. 若不幸吞服巴拉刈應盡速送醫，並給予個案飲用大量的水，讓個案盡可能在農藥被腸胃吸收前就先吐出，達到除汙的效果。

4. 血中巴拉刈濃度與攝入的劑量多寡，也跟是否有稀釋（加酒、加水加紅茶）有關。攝入的量越低，血中濃度越低，死亡的風險越低。不過也跟送醫及緊急處理的時間有關，即便暴露的量不多還是不能掉以輕心。

5. 巴拉刈一旦進入人體，強烈的氧化作用會開始破壞器官，且無方法改善；即便最後幸運撿回一命，也可能出現嚴重後遺症。

6. 器官移植或許是唯一的最終手段，但仍有風險。

毒物醫學深入了解

　　巴拉刈是劇毒的除草劑，農業上使用超過半個世紀以上。它的作用是非選擇性地破壞綠色植物，一接觸到泥土就會被分解，也就是只除掉地表的植栽，地下的根部較少受到影響，較不會破壞水土保持，是其被廣泛使用在除草上的主要理由。但是生物醫學實驗研究上，巴拉刈是研究氧化還原反應很適當的氧化物，這種強烈氧化的特性，正是它接觸到雜草的毒性反應。

　　由於具強毒性，中毒後沒有解毒劑，也沒有有效的治療方法，在世界各國常被誤用為自殺藥劑，所以許多國家陸續限制或直接禁用，台灣也跟進這項限制。

　　有研究結果指出，如果病人中毒後 4 小時的血中濃度超過 2ppm；中毒後 12 小時血中濃度超過 1.6 ppm；中毒後 16 小時的血中濃度超過 0.6ppm；中毒後 24 小時血中濃度超過 0.16 ppm，基本上多會致命。

　　從這樣的研究數據顯示，我們也可以知道巴拉刈中毒後，病人血液中的毒物在一天之內就降得很低。根據毒物動力學的研究，這些已經吸收進入體內的**農藥大部分跑進細胞內，尤其是累積到肺部、腎臟和肝臟等器官，持續對這幾個**

生命重要器官造成難以治療的傷害。由於沒有好的藥物可以治療，血中濃度越低越有機會存活。也就是暴露量越少，所產生的毒性後果越輕，越有幾會活下來。因此喝 10 毫升和喝 100 毫升，結果一定不相同。

巴拉刈是水溶性的，不像有機磷殺蟲劑是屬於油性。水溶性的化學物質在胃粘膜的吸收不好，所以巴拉刈喝下肚後，**在胃裡經過 1 個小時的吸收，可能只吸收 10% 到 20%；不過一旦進到小腸，吸收的量就會大幅增加。**因為小腸的表面積很大，毒物的接觸面積大，吸收速度就會加快，因此，越快將喝下肚的農藥吐出或洗胃，病人可能有機會存活。

案例中的病人多喝了兩杯紅茶，反而變成他的救命「神藥」。1000c.c. 的泡沫紅茶就像洗胃一般，把大部分的巴拉刈「洗」出來，降低了暴露的量。原本 300 毫升的巴拉刈，經過紅茶的「沖洗」後變成剩下 10 幾毫升，毒性當然低了很多，這可能是讓他有機會活下來的重要因素之一。

另外，**喝下巴拉刈的病人常常會產生嘔吐症狀，必須要喝大量的水，讓農藥從胃裡吐出來，才能達到洗胃除汙的效果，有機會降低 75% 的死亡率。**這也是我一直宣導推廣誤喝巴拉刈的急救方式。加上臨床醫師的用心照顧，多少可以改變病人的結果，也許可以創造病人的生命奇蹟。

10 我的孩子在吸毒?
——藥物濫用成癮與檢驗

公共衛生學院有開設一門介紹及了解成癮行為的課程,內容是各種成癮相關的心理學、社會學與病理理論及預防治療。指導學生學習和成癮有關的生理、心理、藥理或毒理各方面知識,同時培育未來成癮學教育師資。

我負責介紹濫用藥物的相關急症。由於對象是年輕的大學部學生,因此上課時除了介紹台灣的濫用藥物尿液篩檢,偶爾也會舉例一、兩個慘痛經驗,提醒同學們注意。而臨床上,因各種需求前來門診諮詢,要求做藥物濫用或毒品尿液檢測的案例也不少,但到目前為止,都沒出現比下例個案還離譜的。

幾年前,一位研究所學生經老師介紹前來門診求助。

這個看起來忠厚老實的男生在退伍後，直接進到了實驗室工作。看似順遂的他，人生卻出現了一件「大麻煩」。

他在兩年前入伍當天，在新兵訓練中心體檢接受尿液毒品檢測時，被發現呈安非他命陽性，再經精密儀器「氣相層析質譜儀」確認，尿中確實含有高量的甲基安非他命。從此，他被「點名作記號」，部隊裡上上下下各級長官都對他「另眼看待」，讓他一年多的軍旅生活相當痛苦。

每次外出——不管是公差或休假，只要一回到部隊，一定被要求做尿液檢測；但兩年多來（包括退伍後），他已經接受了幾十次尿液檢測，卻從未驗出陽性反應。

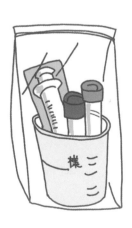

由於安非他命屬於二級管制毒品，只要吸食被查獲，經尿液檢查證實就得面對刑法審判。因為最近又要出庭緣故，律師和老師希望我能替他找到突破點，包括再次檢測，以取得陰性結果診斷書。如大家所預期，他的尿液結果還是呈現安非他命篩檢陰性，我在診斷書上特別加了一句：「此人染有毒品濫用的可能性微乎其微！」希望能為他博得法官或檢察官的注意。

　　此話當然不是毫無根據的狡辯，而是過去一年多來所有陰性追蹤檢測累積的結果。

　　安非他命是台灣常見被濫用的興奮性毒品，多次使用後很可能會成癮。雖然安非他命戒斷時的症狀，不像海洛因或嗎啡那麼不舒服，但是習慣吸食後，還是會一直想找它解癮。因此，尿液篩檢時常常會有陽性反應，相較而言這位同學幾年來持續陰性的尿液篩檢，足以推斷他應該不是一個濫用者。

　　那麼，為什麼這位同學會有這麼離譜的結果呢？抽絲剝繭詳細詢問了他的生活及習慣後，我懷疑這位老實又倒楣的年輕人，在入伍當天依序排隊體檢、驗尿、領軍服及個人用品時，在接受尿液檢測這一關「尿液標本」被調包了！

　　體檢抽完血後，護士小姐會發放尿杯採集尿液。當時每

個人都領了滿手東西，若再拿著裝了尿液的杯子排隊，會覺得礙手礙腳，如果旁邊剛好有桌子，通常會想放下尿杯，免得因物品過多搖晃溢出。

這位學生回想起來，認為極可能就在尿杯暫時放在檢查檯時，那短短一、兩分鐘期間被調包了。所以我也常在課堂上提醒男同學們：「入伍體檢時，那杯尿液檢體絕對要好好拿著保護好，絕不能離開你的視線。」根據替代役尿檢辦法，陽性尿液檢體雖只保留八個月，但是這個陽性報告會跟著你一輩子，而且事後很難再從檢體上要求做去氧核糖核酸（DNA）檢測，以「驗明正身」，以此檢驗當作反駁涉毒的證據。

尿液毒品篩檢的目的，主要在防毒、反毒，必要時再施予法律制裁。

由於毒品濫用或持有者會牽涉到法律刑責，所以除了用快篩找出可能對象後，必須再用質譜儀方法來鑑定和確認，以免冤枉了好人。現在很多職場或學校會常規施行尿液篩檢，以杜絕毒品進入校園或施用毒品者進到職場，影響安全。但倘若只有尿液快篩陽性是不能定罪的，不能因此就為其安上「毒蟲」的記號。當尿液篩檢呈現陽性，應將尿液標本送去有認證的實驗室做確認篩檢，給受檢者一個正確答

案。在檢驗結果還沒出來前，不應把「毒品濫用者」這個標籤貼在當事人身上，否則標籤一旦貼上去，是很難撕下來的。

．　．　．

安非他命或嗎啡的檢測技術，已發展相當長的時間，這兩類毒品和其他合法藥物會產生假陽性的結果，也已研究得非常清楚。

另一個在青少年間流行的毒品 K 他命（ketamine），它的相似物很少，研究結果也不多。尿液篩檢會導致假陽性的物質沒有一定的結構式可以推論，臨床上碰到這種交互作用，常常會被當成有趣或特殊個案，發表在醫學文獻上。

最近就曾遇到一個「可能」是 K 他命尿液篩檢為陽性的學生案例，有鑑於此，我再次呼籲正確做法應為：**務必再送確認檢驗，不要擅貼學生標籤。**

這名學生從小就被診斷為過動症（ADHD），長期下來也出現一些心智上的問題，平時有服用調整心智及行為的藥物。師長們總覺得他怪怪的，因此一致認為他應該接受 K

他命尿液篩檢。沒想到一檢驗竟然呈現陽性，更確定了師長們的看法，從此認定他是 K 他命濫用者。消息在校園中傳開，該學生逐漸被孤立、霸凌，導致他向父母表示不想去上學。

最近學校又進行了另一次尿液篩檢，他的結果還是呈陽性反應，父親也因此被學校找去懇談，希望學生可以轉學或送醫，不要繼續待在校園裡，怕他「帶壞」其他同學，影響校風。

父親不了解孩子到底發生了什麼事？雖然他相信自己的小孩，可是一個多月後複檢仍是同樣的結果，在茫然又束手無策的狀況下，他只好帶著孩子來到診間找我商量。

門診裡，這個中學生看起來有點恐慌、不知所措，一直搓揉自己的手掌，回答問題時也怯怯地，聲音非常小。從病史上看起來，濫用 K 他命的可能性很低，除了幾乎沒有接觸的機會，也沒什麼臨床表現可懷疑是 K 他命濫用患者。他在好幾年前就因診斷 ADHD，症狀明顯且嚴重影響人際關係，附近醫院的小兒科醫師直接開立處方「利他能」藥物來治療。在追蹤過程中，有時會加上提升血清素濃度的藥物或鎮靜劑、安眠藥來輔助。

由於「利他能」結構上很像安非他命，所以使用這個

藥物的人尿液篩檢常常可見陽性反應。但安非他命是二級毒品，如果只快篩而不再確認檢驗，小朋友的前途堪憂！於是我特別提醒他父親這個事實。在其他藥物沒找到可能導致尿液 K 他命快篩陽性的相關性後，最後建議他們再做一次尿液 K 他命篩檢，根據結果來決定下一步。

隔天，孩子的父親將檢體送往北榮毒物科實驗室進行確認檢驗。果然在北榮的檢驗下，不管是免疫分析篩檢或質譜儀確認，結果皆為陰性。也就是說，在較為精密的儀器檢驗之下，該學生的尿液不存在任何 K 他命的化學物質。

至於為何使用快篩片會有偽陽性出現？是哪種藥物造成的？則有待進一步分析。根據文獻報告，台灣曾發現一個很常用的安神劑 Quetiapine（思樂康），其可能會導致 K 他命快篩陽性反應，也就是偽陽性出現。不過，這名中學生服用的藥物中並沒有 Quetiapine 安神劑，因此，也不排除是其他的藥或篩檢片本身導致也說不定。因牽涉到刑法和名譽，不得不謹慎。

另外，有些人因吸毒或持有毒品被查獲，為了想要減輕刑責，常會告訴檢察官自己只是一時興起使用，或是被朋友慫恿不小心染上毒品，甚至是不小心吸到二手毒煙而造成尿液陽性反應。這些人會在幾天後到門診要求再次做尿液篩

檢，希望可以拿到陰性檢測報告，以證明自己不是持續濫用者。

雖然安非他命、嗎啡、古柯鹼、K他命等一次使用者，約過了 3～4 天後可能呈現陰性尿液檢驗結果，但大麻的尿液檢測陽性時間則會維持比較久；尿中大麻酚濃度要降到取締濃度 50 ng/ml 以下，有時會需要 3～4 週時間。

有人認為大麻的脂溶性是造成體內無法短期間內排除乾淨的原因，在我的門診中，也曾發生過以下大麻檢驗案例。

有個 30 幾歲的 OL 和朋友一起經營新創公司，事業有成。她來到門診劈頭就說要做大麻尿液檢測，還問道：「使用大麻後多久尿液才檢測不到？」我告訴她可能需要超過一個禮拜以上。她表示自己只是在一次同行聚會中，一時興起嘗試了大麻，沒想到第一次就被警察查獲，真的有夠倒霉！

她再三強調自己非上癮者，那天之後就再也沒有使用，所以律師建議她到醫院檢測尿液，用陰性尿檢向法官證明她不是濫用成癮者，希望不會入監而有緩刑的機會。事發五天之後，她特地來院做尿篩，結果每週驗一次，尿中大麻酚濃度竟然都在 100ng/ml 上下，一直到第四次，濃度才降到 40 ng/ml 以下，讓她得以列印檢驗報告提交。

根據藥理學原理，藥物使用的劑量越大，從器官排泄清除的時間會越久。門診病人所言我一向如實記在病歷上；要判斷真偽其實不難，若再加上科學檢驗，結論清晰可見。只是，最終她的大麻夢魘是否了結，我就不得而知了。

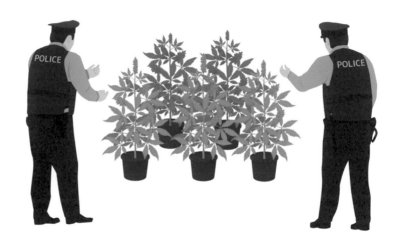

➕ 防毒小知識

1. 尿液快速篩檢是很方便的檢驗工具，在毒品成癮防治上扮演重要角色。但已知不少藥物會使尿液快篩呈陽性反應，因此，應使用氣相或液相層析質譜儀再次確認檢驗。

2. 若有因病治療需求，建議應保留醫師處方、藥袋等藥物相關資訊，並記錄服藥時間，以備不時之需。

3. 層析質譜儀可準確辨認檢體中的成分種類，檢測出是藥物還是毒品的代謝物，讓檢體無所遁形。

4. 若有檢驗相關疑問，可諮詢台北榮總毒藥物諮詢中心，必要時可請教毒物科實驗室能否進行相關檢驗。

毒物醫學深入了解

目前台灣針對五項毒品或濫用藥物訂有篩檢標準,尿液中藥物或其代謝物的濃度超過以下標準,檢體就屬陽性,必須送確認檢驗。

1. 安非他命類藥物:500 ng ／ mL
2. 鴉片代謝物:300 ng ／ mL
3. 大麻代謝物:50 ng ／ mL
4. 古柯鹼代謝物:300 ng ／ mL
5. K 他命代謝物:100 ng ／ mL

尿液篩檢是以免疫學分析法或薄層層析法(TLC)進行檢驗,陽性檢體再以質譜儀做確認檢驗。其中免疫分析法是利用抗原、抗體反應的原理來辨識藥物。由於這些毒品或藥物分子量很小,不像蛋白質動輒上萬道爾頓的分子量,要製造抗體來辨認目標藥物需借助其他大分子蛋白,因此,尿液篩檢容易出現與其他藥物交叉反應或干擾。但其優點是反應時間短、快速有結果、敏感性高,不容易漏掉濫用個案,也是目前最普遍的毒品濫用快篩方式。

然而，篩檢結果最大的問題在於——陽性結果不代表一定就是毒品或藥物濫用個案，最常會有誤判的就是安非他命類的尿液篩檢。因為一些治療流鼻水、咳嗽或過動症提升注意力的藥物，結構式像苯乙胺——安非他命基本結構，所以服用這些藥物的人，尿液檢驗可能會呈現陽性反應，但進一步使用質譜儀確認方法就可以分辨得出。

　　而質譜儀不但可以分得出來和安非他命結構上類似的藥物或化合物，甚至連異構物也可以區分出來！像 Phentermine（芬特明）這種用來降低食慾的合法藥物，因為是甲基安非他命的鍵結異構物，分子式都是 C10H15N，尿液快速篩檢會呈現陽性反應，但是質譜儀上的指紋就可區分這兩種藥，不會冤枉使用合法藥物的人。

　　同樣的，濫用鴉片類藥物的篩檢也有類似的問題，而且更為複雜。

　　鴉片類毒品在台灣屬於一級毒品，部分合法藥品則屬於一級管制藥，常見的有半合成鴉片毒品海洛因，或是可待因止咳藥、含少量鴉片酊的咳嗽藥、癌症止痛藥嗎啡等，使用後在人體內都會代謝及從腎臟排泄出含嗎啡尿液。為了逃避濫用海洛因的刑責，很多人在面對司法時，會辯稱在服用醫師處方藥物，否認吸毒。

問題最多且難處理的就是含有可待因的止咳藥。我們曾經為了釐清可待因的影響，做了一個小型人體試驗。

　　可待因是天然的鴉片生物鹼，具有止痛、止咳及止瀉功能，藥局許多標明強效止咳藥水常會添加這種成分，取得途徑不困難。因此，一些海洛因或嗎啡上癮者，有時也會暫時用可待因來解癮。

　　為了瞭解口服可待因對尿液鴉片類檢測結果的影響，我們召集實驗室成員充當白老鼠，每個人每天喝含有磷酸可待因 4.5 毫克的藥水四次，連續喝兩天，共 8 個劑量。每天收集一次尿液，直到停止服藥後三天。尿液標本會先進行鴉片類篩檢，大於 300 ng/ml 以上為陽性結果，反之即為陰性。

　　接著尿液再用氣相層析質譜儀 (GC-MS) 來分析，並且定量尿中嗎啡及可待因的濃度，並計算兩者的比值。

　　結果發現，尿液鴉片類篩檢陽性反應只持續到停藥後 12 ～ 30 小時（約 1 天左右），就不容易出現陽性反應。如果有嫌疑人做出「服用醫師處方」聲明，檢調警察單位可以請嫌疑人停止服用相關藥物，然後把尿液篩檢延後 1 ～ 2 天檢查，就可以得到確切又可信的結果。

　　另外，我們也發現在服藥期間和停止服藥後 12 小時，

尿液中檢測得的可待因比嗎啡濃度高，也就是尿中可待因量除以嗎啡的濃度大於 1。而質譜儀定量出嗎啡比可待因濃度高 1～3 倍的情形很少見，若嗎啡比可待因濃度高，那時的尿液鴉片藥物篩檢通常都是陰性，也就是濃度低於 300 ng/ml。

總結來說，當一個人尿液鴉片篩檢呈現陽性反應，被懷疑是鴉片毒品濫用時，如果宣稱是使用了可待因咳嗽藥所造成，只要問明他服藥時間，再配合質譜儀確認檢驗得到的嗎啡和可待因濃度，即可知道這個人是否真的只服用可待因。**若有濫用鴉片類毒品例如海洛因或嗎啡，尿中的嗎啡定量濃度一定會大於可待因濃度。**

另外，若吸食海洛因，還有一很特殊的標的代謝物 6-乙基嗎啡（6-acetylmorphine）可以檢驗。這個代謝物在施打海洛因後 6～8 小時內，會從施打者的尿液中測得到，其他鴉片類病患或使用者尿液中不會有這種代謝物。加上海洛因戒斷症狀相當難受，濫用的人幾乎天天都要施打或吸食，有些人甚至每天要用上好多次劑量，因此，必要時可以同時檢測 6-乙基嗎啡，即可確認病患是否施打一級毒品海洛因。

台灣常見濫用毒品與藥品分級

分級	名稱
第一級毒品	海洛因、嗎啡、鴉片、古柯鹼及其他相關製品
第二級毒品	大麻、安非他命、搖頭丸、搖腳丸、浴鹽及其他相關製品
第三級毒品	FM2、小白板、一粒眠、K他命、喵喵及其他相關製品
第四級毒品	安定、蝴蝶片、佐沛眠、特拉瑪寶、火狐狸及其他相關製品

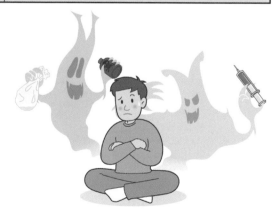

11 我好像中毒了?!
—— 鎮靜安眠藥毒物檢驗

在門診，最常被問到的問題不外乎有：「家裡的飲用水最近味道怪怪的，喝了之後頭暈目眩、噁心腹瀉，甚至還去急診就醫……」希望我幫他找出是什麼毒物中毒。從病人帶來的血液檢查報告或家中瓶瓶罐罐，我全都要看過一遍。

也有病人表示：「住家隔壁工廠每天不定時會排放廢氣，吸了就會頭暈咳嗽……而且我都裝了氣密窗還是會吸到，怎麼辦？」

每當碰到這些疑難雜症問題時，真的很難下診斷，因為這些「病人」繪聲繪影的描述，常讓人不知該當真？還是僅出於想像？我的診間裡就曾發生過許多類似的難解醫療難題。

一位 70 多歲的婦人來看診，她推著可以當椅子坐的助步器進診間。一開始，我以為她行動上有困難，想要起身攙扶，結果她俐落地將助步器擱置一邊，隨即坐上診療椅，開始侃侃而談。她表示自己懷疑衛生麻將間的老闆娘暗中下了毒，讓她兩手皮膚怪怪的，手指有疼痛感，甚至頭暈目眩，尤其最近去了幾次之後都有這種感覺，向老闆娘說出她的質疑後，結果麻將間竟然就暫停營業了。

「一定有問題！」、「這個莊家有鬼！」、「她一定有下毒！」婦人斬釘截鐵地說著。

婦人希望我能幫她做毒物測試，因為她聽了某醫師建議：「要知道有沒有中毒，就去看毒物科的洪醫師，他一定會幫妳找到答案。」

在那位醫師的「保證」下，她興沖沖地來到診間求診。還加了一句：「你今天一定要告訴我是什麼毒！我大老遠一趟跑來，問了很多人才問到你這裡……你這麼有名，一定會知道的。」

婦人信誓旦旦的表情，我也不敢大意，開始卯起來詳問病史。結果從主訴及病史上都沒問出值得參考的資訊，再抓起她的手端詳檢查，以免漏掉任何細節。可是我真的左看右看，都看不出任何異常；動動壓壓她的手指關節，在按壓拇

指掌面靠近手掌處關節時，她突然表示這裡會疼痛，而且是兩邊都會，這情況是打麻將之後才出現的，肯定是中毒了！

　　事實上，她的皮膚表面完全沒有紅腫或紅疹，只有輕微壓痛，轉動手指關節也不會覺得不舒服。我只好跟她解釋這是肌腱壓痛，應該不是中毒，但固執如她馬上反駁我的診斷，並認為是我不想幫她做一些檢驗的藉口，甚至埋怨起推薦她前來的醫師。她邊質疑前一位醫師，邊繼續她的「論述」，並再三強調那位醫師說她尿液測到的中毒物質超過正常標準三倍以上，不但斷定她有中毒，就連急診醫師也說這是嚴重中毒現象。

　　聽到這裡，我才發現原來她驗過尿液了，於是趕緊從電腦上查看她的舊病歷。不查還好，一查真的嚇了一跳，眼前這位婦人看門診的頻率「不低」，不只有糖尿病，還全身痠痛怕得癌症，因此常常掛各科門診。不過，在門診記錄上醫師都沒開鎮靜劑或安眠藥的處方。

再往前查看發現，她曾在半年前覺得頭暈無力，到醫院急診就醫時做過「毒物檢驗」。當時急診醫師幫她做了尿液的鎮靜安眠藥篩檢，報告顯示「大於 900ng/ml」，當時血糖值是 222，另外又做了腦部電腦斷層掃描，以排除腦血管意外的診斷。醫生只跟她說是安眠藥中毒，就讓她從急診出院回家了。

於是這個「中毒」的狀況一直延續到今天，還跟麻將館的異樣感覺連結在一起。她承認有時不容易入眠、也睡不好，曾經到住家附近的精神科看診，讓醫師開立安眠藥助眠。雖然我一再向她解釋尿液檢驗結果的意義，這位婦人仍帶著疑問離開診間，嘴巴還不停碎唸：「明明醫師就告訴我，找毒物科就可以檢查出來的啊！」

以結果論來看，我還是沒有幫她解決心中的疑問。甚至我懷疑她是否已經有腦部退化的問題？因為她把事情發生的時間軸弄混了。

· · ·

很多懷疑中毒或被下毒來到門診的就診者，都是由其他醫師轉診或者慕名而來。這類病人在診療上頗為棘手：病人

所處的環境、可能暴露的途徑、暴露的症狀或徵候、從暴露到發作的時間、症狀持續的情形、就醫結果等等，都是判斷其是否可能中毒的必要資訊，若能將這些中毒輪廓描述得越詳盡，越容易得到正確的診斷。

當你懷疑被下毒時，首先要注意症狀表現。若有人要毒害你，不管是急性或慢性中毒，都會有其獨特的臨床表徵。

以急性表現來說，吃／喝了某樣食物或飲料後很快會出現頭暈、頭痛、嗜睡、噁心、想吐（甚至嘔吐）、腹痛、腹瀉等情形，相關性明確。如能盡速就醫並攜帶喝下去的東西到急診室，能確定診斷的機會較大，也表示毒性可能不低，此時較容易證明中毒物質。

社會上有些詐騙或性侵案件，事後常常找不到證據的原因，大部分是沒有盡快取得檢體做毒物檢測。當面臨被下藥控制時，飲料罐或杯子內常常還有高濃度的藥物存在，就算瓶內液體已經乾掉，仍然可以用少量生理食鹽水沖洗取得標本檢測作為證據。但如果容器已經丟棄或清洗過，這時必須盡快取得病人的血液和尿液檢體，也可以從病人身上取得被下藥的證據。

每種毒物都有留取標本的黃金時間，尤其是尿液檢體特別重要。因為毒藥物主要經由腎臟排泄，腎臟會濃縮這些毒

藥物及其代謝物，因此尿液中的毒藥物或代謝物濃度相對較高，和血液中的藥物濃度可以差到百倍以上。

以鎮靜安眠藥為例。當看到病人稍微甦醒，表示他大腦細胞中的藥物濃度已經開始降低，血中濃度則可能更低；然而鎮靜安眠藥主要從尿液中排泄，透過腎臟濃縮作用，尿液中的藥物和其代謝物濃度還很高，此時留下的尿液可能檢測得到這些鎮靜安眠藥，可作為被下藥的證據。

若平時有在使用安眠藥的人，尿液中檢測到的鎮靜安眠藥只能代表「此人確實有服用鎮靜安眠藥」，並不代表有中毒昏迷；況且，除了部分神經鎮靜劑除外，大部分的鎮靜安眠藥都是口服，麻將屋內應該不會有經由皮膚接觸或吸入造成的鎮靜安眠藥中毒可能。

如果是慢性下毒要察覺就更困難了。除非經過一段時間暴露後，被害者出現一些典型的中毒癥候，或這種毒物可由實驗室檢測得到，否則對醫師下診斷的挑戰性來說非常高。例如幾年前的塑化劑事件，如果沒有食藥署實驗室技術人員盡責地對不明物質追查到底，現在全台灣的人不論是大人或小孩，都可能還在吃以塑化劑充當起雲劑的食品而不自知。而長期暴露到塑化劑（環境荷爾蒙），則可能會影響人體自身的荷爾蒙分泌或小孩的性發育。

然而，我看過的很多案例中，往往都因為「不是真的」而不了了之。畢竟在台灣可以做到慢性下毒且神不知鬼不覺的物質相當有限，許多唾手可得的有毒物質大多是有顏色、味道，甚至是接觸後會出現明顯症狀。有些案例甚至會被我懷疑病人可能有思覺失調的問題，這時跟家屬溝通反而是比找出「證據」更為重要。

• • •

　　凡走過必留下痕跡，要做到完美的毒殺犯罪，在科技發達的現代可說是困難重重。加上醫學的進步和臨床醫師的認真學習，雖然不一定有臨床經驗，但很多特殊毒物的中毒一樣可以被診斷出來。

　　過去在描述下毒相關的法醫故事總會提到「完美的毒物」或「下毒者的毒物 Poisoner's Poison」，指的是在醫院做核子醫學檢查會用到的鉈金屬。

　　鉈無色無嗅無味，作用緩慢且臨床症狀廣泛多元，診斷相當困難。但是在對鉈元素的毒理研究及解毒劑「普魯士藍」（Prussian blue）發明後，鉈也已經沒這麼「完美」了。

北台灣某醫院曾發生過鉈金屬的慢性下毒事件，當時是因為年輕醫護出現了奇怪的掉頭髮現象，經抽血檢查確認這事件。而烏克蘭第三任民選總統尤欽科（Viktor Yushchenko）競選時懷疑被下毒，因為他的臉上一週內突然出現大量痤瘡，當時新聞媒體報導皆不知其中毒物質，但是很快有一位英國毒物學教授認為應該是戴奧辛之類的毒素所造成。後來證實，在尤欽科血液裡測到超過正常人千倍濃度的戴奧辛，之後在歐洲接受多次抽脂治療才排掉 80% 左右的戴奧辛。

　　從上面這些極端的例子，我們確定了一件事：沒有「完美的毒物」這個東西。詳細的病史、環境的監控，加上細心的臨床診療，沒有診斷不出的下毒事件。也許那些執意認為自己被下毒的患者，需要的不是一份清楚的血液或尿液檢驗報告和醫師解毒劑處方箋，而是來自親近家人、朋友的溫暖關懷。

✚ 防毒小知識

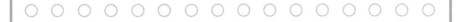

1. 不論是認識或不認識的人，在聚餐、KTV、酒吧舞廳等人潮出入複雜的場所，飲料和食物都不要離開自己的視線。

2. 如果懷疑被下藥或下毒，應記錄時間、地點，及保留所有可能的物質及包裝，必要時報警處理並馬上到醫院檢驗。或者在自己的活動範圍內設置隱藏式監視器，以記錄可能被下毒的瞬間作為證據。

毒物醫學深入了解

　　鉈金屬化合物毒性強烈，可以透過鉀離子通道吸收進入細胞中。但和鹼性金屬離子不同的是，一旦進入細胞內，鉈對硫原子具有很強的親和力，尤其是蛋白質中含有硫的氨基酸──半胱氨酸（cysteine），進而影響這些蛋白質或酵素的正常功能，造成毒性。

　　鉈金屬水溶性很高，容易從皮膚吸收，以工作 8 小時平均的暴露量計算，每平方公尺皮膚不能超過 0.1 毫克。典型的鉈中毒臨床表現是掉頭髮及周邊神經病變，從病人描述的典型神經病變可知：鉈金屬中毒，就像赤腳走在燒紅的木炭上面，相當難以忍受。

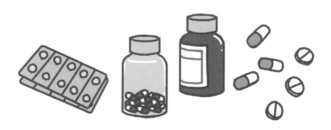

野外傷害

12 誰才是真正的兇手？
── 鎖鏈蛇毒事件

故事發生在不久之前。

有個病人來到本院急診的前一天，在墾丁的海邊渡假飯店沙灘上被蛇咬傷。病人的臨床表現讓我強烈懷疑是鎖鏈蛇所致，必須盡快使用血清。但礙於醫院血清配給規定，院內沒有儲備抗鎖鏈蛇血清，因此我請藥劑部同事想辦法幫忙在最短時間內取得。順利取得血清後，無奈消息走漏，當天新聞記者就追著我跑，隔天各大報紙和網路媒體更以斗大標題報導：中部地區缺乏抗鎖鏈蛇血清，中部民眾權益被忽視。

在泰國綽號「睡貓蛇」的鎖鏈蛇，**學者發現其毒液具有很強的出血及神經雙重毒性**。在還沒有血清可用的年代，被牠咬傷會導致 10 ～ 20% 的致死率。台灣的鎖鏈蛇通常分佈

在南部及東部，中部地區極少出現被鎖鏈蛇咬傷的個案，這也是為何中部沒有於此儲備抗鎖鏈蛇血清的原因。但是，在經濟及醫療如此進步的台灣，如果沒有專一性的鎖鏈蛇血清可用，讓民眾延誤送醫而致死，實在是說不過去，也因此民意代表在民主殿堂上大聲疾呼，台灣需要儲備救命血清的需求，讓更多人正視這個問題。新聞報導也迫使主管機關立即增加了一個中部鎖鏈蛇血清儲備點。

多年來，台灣已有豐富的製造生產抗蛇毒血清經驗。1990 年左右，已故的廖明一博士已率領當年的預防醫學研究所（現在的疾病管制署）血清疫苗團隊，製造出抗鎖鏈蛇蛇毒血清，只是新藥登記手續複雜，以致這個血清一直沒有上市，只有毒藥物諮詢中心的醫師敢用。

毒藥物諮詢中心對台灣生產的抗蛇毒血清信心十足，相信「血清疫苗製造中心」的技術與知識水準。既然抗鎖鏈蛇蛇毒血清的生產過程，和其他種蛇毒血清品質品管完全一樣，沒有理由不能使用，更何況這是救命的必需品。還好，經過曲折離奇的臨床試驗過程，最後我們將抗鎖鍊蛇蛇毒血清的治療成果於 2006 年發表，這個血清藥物終於順利上市，解決了被咬傷病人無藥可用的窘境。

． ． ．

　　早期台灣的網路或書籍對於毒蛇的記載皆以「台灣五大毒蛇」來認定。而約在 35 年前，我才知道台灣其實有六大毒蛇，那是一隻在水桶裡被懷疑是「龜殼花」的傢伙教會我的。

　　被送來醫院的阿伯是西螺人，一早就到田裡耕作農忙，結果和一條蛇不期而遇。阿伯不甘心被咬，在田裡奮戰了半個多小時，終於將蛇活捉，裝進布袋裡。而活捉兇手的代價，是進入體內的蛇毒快速流竄全身。他忍著右手掌的脹痛，提著裝蛇布袋回家，被家人緊急送到附近的醫院就醫。醫院施打了兩瓶抗龜殼花和赤尾鮋蛇毒血清後，讓阿伯返家休息。

　　不料，回家後家人發現阿伯的神智持續惡化，身上出現多處瘀青，接近中午左右又趕緊將他轉進中部一家醫學中心。由於阿伯身上的瘀青越來越多，而且尿量減少並呈現暗紅色，醫院又再施打了兩瓶一樣的血清。一直持續觀察到晚上，病人的身體狀況不但沒有改善，還持續惡化；凌晨時分，他和那隻咬人的「嫌犯蛇」，一起被轉診到了台北榮總急診室。

　　隔天清晨，我在急診室看到的是一個嚴重受傷的病人。阿伯右手掌輕微水腫，咬傷處有瘀血且皮膚因組織壞死有點凹陷，全身多處大範圍瘀青，由導尿管流出少量像可樂顏色

的尿液，協助呼吸的氣管內管有些暗紅色的血液。病人神智不清，意識混亂但不到完全昏迷，左手活動力差，情況很像中風。

當時我還是毒物科菜鳥，從未見過被「龜殼花」咬傷成這麼嚴重的病人，被眼前所見嚇到了。

在和急診醫師討論病情時，我問：「這是龜殼花咬的嗎？他的臨床表徵和之前同樣被龜殼花咬傷的病人嚴重程度差太多了。」

急診醫師問我：「要不要看看袋子裡的毒蛇？」

我沒有勇氣打開那只帆布袋，於是急診醫師拿來一個中型鐵製水桶，迅速打開袋口將那條蛇移入水桶中。從花色上來看，這條蛇確實很像龜殼花，但拿著龜殼花的圖片仔細比對，皮膚上的斑紋圖案排列又不太像。此時主治醫師走進來，拿了一根木棒去撥弄水桶中的蛇，蛇生氣地發出短短的噴氣聲。

主治醫師斬釘截鐵的說：「沒錯！這是龜殼花！」說完，又轉頭指示我再幫病人打兩瓶抗龜殼花血清。

根據過去的診療經驗，我雖然覺得牠不像是龜殼花，但也不清楚為何這個病人會有這麼嚴重的臨床表現？而且這

條蛇怎麼看也不像血液毒性更強大的百步蛇。在靜脈注射了第七及第八瓶抗龜殼花血清後，病人住進加護病房。那條蛇則被送往預防醫學研究所鑑定。

當天下午謎團就解開了，預研所專家研判是鎖鏈蛇。由於蛇隻處於蛻皮期的關係，所以外表花紋不容易看清楚，然而，當撥弄牠時蛇隻發出的低沉短促噴氣聲，則是很重要的鑑定特徵。後來預研所也送來一盒沒有商標，但明確標示著「鎖鏈蛇血清」字樣的藥劑。在徵得家屬同意之後，馬上使用了兩瓶血清，隔天接著再打入兩瓶。使用血清之後，病人在出血方面的異常表現快速轉為正常，不過已經發生的併發症卻相當棘手，包括大腦多處血管栓塞、肺部栓塞合併咳血、腎臟血管栓塞合併急性腎臟衰竭，以及周邊血管栓塞導致雙腳多趾截肢。

阿伯在加護病房和普通病房住了 50 幾天，出院時，雖然腎功能恢復到不需要常規血液透析治療，但是大腦功能卻殘存著多發性中風的後遺症。

因為這個案例，我開始找尋蛇咬傷治療的參考資料研究。**台灣毒蛇依其毒性表現大致分為出血性和神經性兩大類：**

出血毒性毒蛇：龜殼花、赤尾鮐、百步蛇，蛇毒會造成出血及凝血問題，被咬後出血不止。

神經毒性毒蛇：雨傘節、眼鏡蛇，具有神經毒素，被咬後會神經受損導致呼吸衰竭。

而鎖鏈蛇蛇毒根據動物實驗顯示具有雙重作用，也就是會影響凝血功能，也有阻斷神經傳導作用的成分，因此被稱作雙重毒性毒蛇。由於咬傷病例少見，當時也沒有文獻報導，所以鎖鏈蛇咬傷在台灣一直沒列入排名，之前也多將其誤認為嚴重的龜殼花咬傷。

有了這個案例後，我們開始用「台灣六大毒蛇」這樣的稱呼來進行研究與教學。雖然這種毒蛇主要分布在南部跟東部，但若延遲診斷及治療，病人得承受嚴重器官損傷甚至死亡。曾有屏東老農在田裡被咬昏倒，經家屬發現後送醫，一開始醫師還懷疑老農是大熱天在田裡工作中暑倒地，後來脫下鞋子才發現腳上的咬痕和局部出血，朝毒蛇咬傷的方向診治，但卻為時已晚。

• • •

經幾年下來的努力，由於在鎖鏈蛇咬傷診斷治療的研究上有了心得，抗鎖鏈蛇蛇毒血清的臨床試驗便交付到我們身上。此時，各種研究已證實及時給予血清治療才能獲得最大

的療效。雖然用同樣的免疫馬匹、製造過程、同一個生產工廠，不過沒有經過臨床試驗，就不能領有合格藥證，沒有藥證就無法上市販賣使用。雖然毒物科醫師為了救人，勇於使用還沒核准上市的抗蛇毒血清，但是能夠提供給所有醫師合法使用，還是有其必要。

台灣的鎖鏈蛇主要分布在高屏及臺東、花蓮地區。因此，我們與東南部醫院的醫師合作臨床試驗，由我們提供臨床毒理諮詢，讓這些醫師使用血清來治療被咬傷的病人。經過 3 年多的收案、治療及追蹤，每個案例都經過實驗室檢測確認為鎖鏈蛇咬傷中毒，並給予血清治療。根據這些資料研討，最終獲得重大結論：如果個案在被咬傷後的 6 小時內，能即刻送到醫院給予正確血清治療，病人腎功能的損傷比延遲治療的病人較為輕微。

這項研究再度確認了我們之前的臨床觀察——疾管署的抗鎖鏈蛇蛇毒血清品質好、效價高，確實能有效治療台灣鎖鏈蛇咬傷。此研究成果的發表，也讓鎖鏈蛇蛇毒血清終於取得藥證，醫師從此可以安心使用。不過因為血清為高價藥品，為避免造成無謂的浪費或副作用，因此 CDC 在取得藥證後，只願意把抗鎖鏈蛇蛇毒血清配置在東南部幾個當時有參與臨床試驗的醫院，每家配置兩瓶。

一瓶抗蛇毒血清收費台幣 2 萬多元,屬於高價藥品。根據台灣資料庫數據分析的流行病學調查,平均一個蛇咬傷病人需使用 3 ～ 4 瓶血清,健保藥費約要 8 ～ 10 萬。因應急救需求,大部分急救責任醫院多會備有至少一個病人使用的急救藥量,不過在有效期間內如果沒有使用,醫院只得再採購新品,對醫院財務上是一項不小負擔。

當時我建議把所有(共四種)抗蛇毒血清做儲備,透過毒藥物諮詢中心的解毒劑儲備網,配置到幾個醫學中心和急救責任醫院,並根據血清的效期做妥善調配,才不會發生血清過期必須丟棄的浪費。因為每年各家醫院收治的毒蛇咬傷案例是個位數,蛇類的棲息地也有可能會改變!但此項提案還是未能被採納,後續仍遺憾地發生前述案例在墾丁被咬傷,自行回台中診治卻無藥可用的窘境。

•　•　•

病患在被咬傷後約 22 小時左右被轉診到醫院急診,右腳掌到大腿內側明顯有大片腫脹合併瘀青。這種遠離咬傷處的腫脹瘀青表現相當不尋常,代表病人可能有異常出血狀況或其他凝血機能異常。

被咬傷當下，他曾到屏東當地醫院就診，由於沒有腫脹或其他可疑情況，醫師判斷是被無毒蛇咬傷，打了一劑破傷風就讓病人回家了；後來傷口腫痛沒有緩解，才決定到我服務的醫院就診。根據急診的緊急血液檢驗結果和病人被咬的傷口，我猜測他可能是鎖鍊蛇咬傷，因此交代急診醫師再多驗幾種凝血功能相關檢驗。而檢驗結果顯示病人的凝血機能明顯下降，鎖鏈蛇咬傷的診斷可能性大幅提高。

　　請急診醫師立即開抗鎖鏈蛇血清 2 ～ 4 劑來治療病人，急診藥局卻傳來沒有儲備這種血清的壞消息。努力聯絡中部地區醫療院所，確認沒有任何一家醫院或藥局有儲備，後來詢問到台北榮總毒藥物諮詢中心還有兩瓶庫存，藥劑部主任決定請藥師坐高鐵北上，趕到榮總去取回血清。這時已經是晚上 8 點多，病人被咬傷已超過 24 小時了。

　　在全體動員的努力下，病人於凌晨 1 點多終於開始靜脈注射抗鎖鏈蛇血清。雖然隔天打完兩劑抗蛇毒血清，病人感覺局部腫脹有稍微緩解，但是血液中凝血功能檢驗和血小板計數並沒有改善，反而又稍微差了一些，令人不禁擔心是否診斷有誤？

　　事實上這是延遲治療的可能後果，加上病人體重重達百斤，兩瓶血清的抗體量不足以中和掉已經在器官組織中作怪

的蛇毒，必須給予更多的血清才能明顯改善。由於毒物中心當時只有兩瓶血清，只好轉而向疾管局申購。雖然有人質疑劑量需求，但在多方協調後，在中毒後超過 96 小時又取得三瓶血清並於一天內陸續注射完畢。住院第 6 天，病人的血小板計數終於開始回升；後來又追加三瓶血清，病人的凝血功能才完全恢復正常，在住院第 10 天病情穩定後出院。

經此事件後，抗鎖鏈蛇蛇毒血清也配置中部的台中榮總，顯現出毒蛇咬傷診斷及血清治療的重要課題。

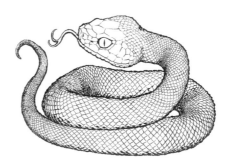

➕ 防毒小知識

1. 被咬傷後應盡速送醫，並詳細告知醫師：

   - 蛇的特徵（記下「嫌疑蛇」的顏色、花紋、大小、頭部形狀圓形或三角形）等特徵。

   - 被咬傷的地點（如樹叢、沙地、田裡等）。

   - 被咬傷的時間資訊，越詳細越能輔助醫師判斷正確蛇種，施打對應的血清種類。

   - 必要時可尋求第二醫療意見，例如致電毒藥物諮詢中心。

2. 若有拍照可提供醫師，如要捕捉應以自身安全為主要考量。

3. 被咬傷處盡量保持低於心臟的位置。

4. 若有會使用「彈性繃帶」的人員在場，可略為包紮，但需注意彈性繃帶包紮的方向性，應阻止血液流向心臟，切勿因包紮造成咬傷處缺血壞死，造成反效果。

5. 不可使用「止血帶」包紮。

6. 不可用嘴將毒液吸出或擠壓傷口將毒液擠出，可能會造成傷口感染，或造成局部症狀改變，影響醫師判斷。

7. 嚴禁在傷口塗抹來源不明的藥膏、藥草、濕布或其他民間偏方，以避免傷口感染成蜂窩性組織炎。

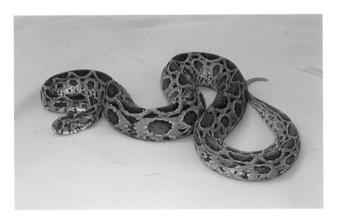

▲ 蛻皮完成的鎖鏈蛇，呈現相當清楚亮麗的橢圓形斑塊花紋。照片由預防醫學研究所提供。

毒物醫學深入了解

　　英國學者早在 20 多年前，就已經發表多篇鎖鏈蛇（國外稱作 Russell viper）咬傷的臨床研究文章，這些個案主要來自緬甸，個案分析報告中的徵候和鎖鏈蛇蛇毒成分有關。鎖鏈蛇蛇毒中有某些成分會活化血液中的凝血因子，讓血液無端在血管內產生凝集作用。這些突然產生的小血塊會造成血管阻塞，在腦部為腦栓塞、腦中風，在肺部為肺栓塞造成咳血，在腎臟為腎栓塞，然後腎小管壞死，急性腎衰竭。若足部周邊血管塞住，就必須截肢救命。

　　事實上，過去的文獻很少有報告指出，病人被出血性毒蛇咬傷之後會產生血管栓塞。文中個案投稿國際文獻時，我們認為此是世界上有報告的第三例。經過這麼多年醫學的進步、蛇毒毒理學的研究，加上醫師仔細臨床觀察，現在這些類似個案報告已經累計相當多，而且除了鎖鏈蛇蛇毒會有栓塞的臨床表現外，南美最常見的 Bothrops 屬毒蛇咬傷，也會導致多發性血管栓塞。

　　由於鎖鏈蛇蛇毒的特性，在預研所已故教授廖明一的支持，及台大毒理學研究所蕭水銀老師的指導下，我們在

狗身上進行鎖鏈蛇蛇毒臨床毒理實驗，並且探討預研所研發的血清可能療效及咬傷治療所需劑量。

實驗發現，一瓶血清靜脈注射，幾乎就可以完全對抗一尾鎖鏈蛇毒囊內的所有蛇毒，但是，鎖鏈蛇蛇毒中毒的血清治療宜越快越好，使用正確血清對咬傷造成的傷害越小。在狗身上，中毒後 30 分鐘就給予專一性抗蛇毒血清，在腎臟的病理變化只是輕微的，這種傷害變化有可能可以完全恢復。如果中毒後 4 小時才給予正確血清，像目前臨床上常見的病人就醫狀況，腎臟的傷害可能已經很明顯。如果在中毒後 8 小時才給予靜脈注射兩瓶抗鎖鏈蛇蛇毒血清，實驗動物可以存活，不過腎臟已經呈現廣泛且明顯的蛇毒傷害，但是從病理顯微鏡檢查分析，其嚴重度還是比不治療的動物腎臟病理好很多。

如果都沒有使用抗蛇毒血清治療，在動物的腎臟我們可以發現，因為腎小管阻塞壞死合併腎絲球傷害發炎，以及後續凝血機能異常，腎小管內嚴重出血，導致腎臟更近一步的傷害，這種嚴重病理傷害要復原可能有其難度。這和國外有關鎖鏈蛇咬傷中毒急性腎臟損傷毒理研究結果相符。

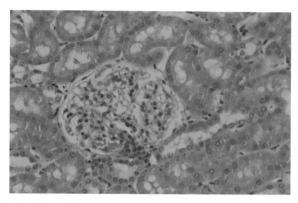

▲ 實驗動物狗模擬被鎖鏈蛇咬傷後，不同時間的腎臟病理切片。上圖是 30 分鐘後給予抗鎖鏈蛇毒血清 1 瓶靜脈注射。96 小時後檢查病理切片可見腎絲球有輕微瘀血，其餘腎小管組織型態正常。

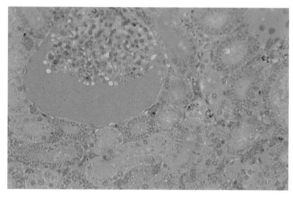

▲ 上圖為沒有及時血清治療的對照，只給予生理食鹽水靜脈注射。96 小時後檢查腎臟病理切片可見腎臟組織裡到處出血嚴重。血色液體沉積在鮑氏囊及腎絲球之間。腎小管及腎絲球細胞壞死，結構都變了樣，這樣子的腎臟已經完全沒有功能。

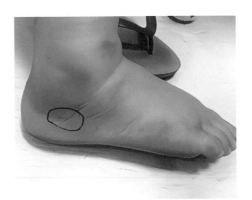

▲ 病人被蛇咬傷 22 小時後的情況。右腳紅腫嚴重，還可以看到部分皮下瘀青。這種表徵是台灣典型出血性毒蛇（龜殼花或赤尾鮐）咬傷的局部臨床表現。

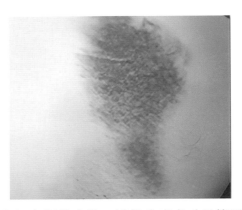

▲ 上圖是病人大腿內側的病灶，遠離咬痕處（黑筆圈處），卻出現一大片紅腫瘀青。這在龜殼花或赤尾鮐咬傷是比較少見的表徵，除非病人是咬傷嚴重且很快就出現症狀。這樣的徵候加上凝血功能異常及咬傷發生地點，讓我們強烈懷疑病患是被鎖鏈蛇咬傷。

根據世界衛生組織的統計和估算，全世界每年有超過 500 萬人被毒蛇咬傷，其中 40 萬人會有組織損傷導致失能，甚至每年約有 9 萬人因毒蛇咬傷而死亡。有鑑於此，世衛組織將蛇咬傷列為「被忽視的熱帶疾病 NTD」之一，已投入大筆研究經費，期望在 2030 年前減少 50% 因毒蛇咬傷死亡或失能傷害的個案數。

　　要達成咬傷的預防和有效的治療這兩大重要目標的方法，是製造作出效價高又便宜的血清製劑。但倘若沒有看到或捉到咬人的毒蛇，很難正確的使用血清，在延遲使用正確血清的情況下，只能眼睜睜看著病人病情惡化。不只是台灣急診，毒蛇咬傷也是許多地區或國家的公共衛生課題。

　　台灣的蛇毒基礎研究相當扎實，也有先進精良的血清製造技術，可以幫助某些地區的蛇咬傷，例如抗鎖鏈蛇蛇毒血清可以用來治療緬甸或斯里蘭卡的鎖鏈蛇咬傷。從動物實驗中可以發現，台灣專一性抗鎖鏈蛇蛇毒血清中和蛇毒效果佳，及時注射抗鎖鏈蛇蛇毒血清，才是治療鎖鏈蛇咬傷的最佳方法。

13 合作的蜂群
—— 致命的虎頭蜂攻擊

　　台灣每年到了 8 月下旬，新聞報導經常出現毒蜂攻擊人的事件，尤其時序步入秋天，不像夏天那麼潮濕悶熱，最適合野外活動。當你遠離塵囂享受涼風吹拂，輕快地走在林間小路時，突然有一隻或一群不知名的蜂朝著你飛來，這時就要警覺了 —— 你可能已經闖入牠的地盤！

　　野外遇到蜂群走為上策，千萬不要揮舞雙手或衣服，因為這樣會招致更大蜂群的出現，只能快點抱頭鼠竄。萬一遇到的是腹部全黑、上面還有一些絨毛的虎頭蜂，可能要盡快撥打 119 或找救護直升機求救。

　　在台灣，**蜂螫的醫療主要有兩個重點：過敏反應和毒性傷害。**

這兩個重點從字面上便可以了解，不論蜂的數量多寡，也不管兇手是蜜蜂還是虎頭蜂，只要是被蜂螫傷就可能會很嚴重。

　　一般人或許很難體會，當被多隻虎頭蜂攻擊時，那種被一群兇狠、一直嗡嗡叫的小昆蟲追著跑的恐懼，以及被螫當下的刺痛害怕，接著毒液進入身體後各器官被裂解的痛楚隨之而來。

　　多年前，有一名女研究生跟著學長在南台灣進行台灣特有生物的保育研究工作。有天兩人結伴欲進入山中放置定點攝影機的位置，準備取回錄製卡帶回學校判讀，就在快走到目標處時，突然被一群毒蜂攻擊。

　　這群毒蜂後來證實是黑腹虎頭蜂。至於兩人為何會被成群的虎頭蜂攻擊？研判可能是他們到達之前，蜂巢剛被上山的獵人摘除而發怒，進而轉向攻擊靠近的人。這兩名學生看到一大群虎頭蜂衝過來，即快速轉頭想跑離現場，可是卻已經來不及了。女學生很快被上百隻虎頭蜂朝頭上、臉部叮咬，根本看不到路的她，在學長協助下跌跌撞撞跑了一段路才脫離蜂群的肆虐，臉上已佈滿密密麻麻駭人的傷口。

　　下山後她馬上被送進醫院，當時她已經迷迷糊糊，全身發抖，沒有小便。打上點滴又插了尿管後，才解出一點點深

黑色的尿液。抽血檢查的數據不忍卒睹——肝腎功能明顯異常，血液中白血球計數接近 3 萬，還有貧血現象。大家束手無策，學長則低頭默然站立在急診病房外，很懊悔當時沒有當機立斷，看到一、兩隻虎頭蜂出現時就應撤退，不該再往前走。

3 個多小時後，女學生的姊姊趕到了醫院，在院方及老師的協助下安排轉院，傍晚轉進我們醫院的急診加護病房治療。

• • •

來到醫院急診室，病人神智清楚，只是身體相當虛弱，講話聲音很小；體溫偏高，有些喘，不過血液氧氣濃度還有 97%。尿袋裡只有不到 100 毫升的暗紅色尿液，最慘的是滿臉都是小傷口：中間黃黃之處是因皮膚壞死造成的凹陷，周圍繞著一小圈紅紅的皮膚，為典型虎頭蜂螫毒液所造成的傷口。

病人的血液檢查肝功能飆升超過 2000，腎功能的肌酸肝也到了 2 以上（正常是 1 以下，超過 10 可能需要血液透析，俗稱洗腎治療）。她的血清是紅色的，表示蜂毒正在破壞她的紅血球，血紅素跑到紅血球外，使得原本應該是黃色的血清被染紅；而跑到血球外的血紅素會變成一種對身體各器官劇毒的蛋白質，嚴重的話會導致多器官衰竭。

為了挽救其他重要器官，當晚我們用新鮮血漿置換術治療方式，將病人染紅的血漿移除，再重新靜脈注射新鮮血漿。置換術治療的重點，主要是移除紅血球遭破壞後釋放到血漿中的毒蛋白。

隔天下午和第 3 天早上，又各進行了一次血漿置換。在第三次血漿置換術後，病人的病情才逐步穩定，呼吸、心跳、血壓及血氧趨向正常。肝功能竄升數字開始往下降，腎功能也在第 6 天不再惡化。病人不再鬱悶，臉上漸漸有了笑容，對野生動物保育研究的專長侃侃而談。我到病房探視她，小女生問我的第一個問題竟然是：「洪醫生，我臉上的傷口怎麼辦？可以請整形外科用美容針把一個一個小傷口縫合起來嗎？」

10 天後女學生轉出加護病房，再住院 2 個多星期就出院了。後續 1 個多月的追蹤，她的器官功能恢復良好，臉上

螫傷的傷口也開始結痂，不需整形外科縫合。她特別遵照我的醫囑：不要用手摳結痂，每天只用清水輕輕洗臉清潔，或用棉籤沾生理食鹽水輕輕擦拭，傷口照護得滿好的。毒蜂的螫針很短，約 0.2 公分，毒液只會破壞皮膚表層不會深入到皮下組織，因此只要沒有細菌感染，多半都會恢復得很好。

半年後，我應邀到他們研究所演講，小女生輕快地跑到我面前，驕傲地微仰著頭開心跟我分享：「洪醫師你看！都沒有疤痕！」她臉上的皮膚看起來白皙光滑亮麗，真是令人欣慰。

● ● ●

另一個蜂螫案例，則是發生在現役軍官身上。

這位空軍軍官每逢假日都會回去鄉下幫父母耕作。有天在田裡鬆土整地時，發現田埂邊有一個大土堆，不假思索便舉起鋤頭往土塊敲下去。瞬間，裂開的土塊突然竄出一大群台灣大虎頭蜂向他衝來，他趕緊丟下鋤頭，往反方向逃跑。

他一離開工作單位就直接回家，還沒來得及換衣服即下田工作，穿著皮鞋在鬆軟的農地上根本跑不快，受不了毒蜂

攻擊的刺痛讓他跟蹌跌倒，乾脆整個人趴在田裡，抱著頭任虎頭蜂叮咬，直到爸媽發現後趕緊打 119 求救，轉到我們醫院急診。

就醫時還穿著空軍軍服的他，主述除了頭痛、頭暈、肚子痛，就連屁股也感覺疼痛。我幫他把藍色軍褲脫下來，發現屁股上密密麻麻佈滿了大小被虎頭蜂螫傷的傷痕。最特別的是，他的左邊耳垂幾乎被虎頭蜂咬光，臉上及頭皮上也有不少咬痕，反而是軀幹上幾乎沒有被螫。**換句話說，虎頭蜂會螫人體顏色較深暗的區域。**

雖然病人全身傷口粗略估計約有一、兩百個，不過其他症狀相對輕微，沒有溶血或橫紋肌溶解的問題，觀察一個晚上很快就康復出院。

● ● ●

台灣大虎頭蜂雖然軀體大，但是蜂毒可能不含和黑腹虎頭蜂同樣的「致死蛋白」（Mastoparan），因此較不容易帶來嚴重的傷害。

黑腹虎頭蜂的螫傷威力就不同了。雖然牠體長僅 2 ～ 3

公分，卻是最兇猛、毒性極強。其全身佈滿細小絨毛，腹部整個都是黑色為辨識重點。**常在野外或山上於視野良好的高大樹上築巢，當人們接近蜂巢距離 5 公尺時，牠就會有攻擊行為。**

虎頭蜂常常是一整群出動攻擊人，因此被螫的也常是一群人。黑腹虎頭蜂的致死蛋白毒性強烈，遭遇蜂螫時，毒蜂會釋放警戒費洛蒙，引發大規模的蜂群攻擊行為。被多隻蜂螫到時，**雖然每隻毒蜂毒囊內只有一、兩滴蜂毒，但若是一個人同時被多隻蜂螫到，其接受到的毒量仍有致死可能。** 至於，遭到多少隻蜂螫可能會影響到生命？在臨床上眾說紛紜，因為螫傷人的毒蜂數量無法認定，更難在病人身上算清楚螫傷數目，無法統一計算不同種的毒蜂毒性。

事實上，不同種、甚至是同一種虎頭蜂的攻擊性和警戒範圍，與季節、環境溫度、氣候條件、地理位置、風向、外界刺激、氣味、族群大小等因素都有密切關係，因此，臨床上被螫後的嚴重程度差距甚大。

另外，不是所有的蜂類都會主動攻擊人，很多蜂螫事件其實都發生在人類先靠近觸碰到蜂巢或蜂群，多數蜂類才會啟動自我防衛機制所導致。所以，在野外遇到蜂類在身邊飛行時，切記不要揮舞、拍打、驚擾蜂群，並且不要接近盡快

離開，才是預防蜂螫最好的方法。

虎頭蜂毒針毒液攻擊人的方式也會用噴的。 曾被大量虎頭蜂攻擊的病人敘述：「虎頭蜂會從上面噴毒液，感覺很像在下雨；刺激性毒液噴到眼睛會痛到張不開，因此容易跌倒而跑不遠。」

虎頭蜂毒液中除了一些毒蛋白外，還有組織胺和激肽（Kinins）等物質，會造成血管擴張，導致低血壓、頭暈、局部紅腫、疼痛及搔癢感，嚴重的話會出現胸悶、頭痛或肌肉疼痛等症狀。而這些毒素的致毒症狀都是非特異性表現，所以針對虎頭蜂螫傷沒有特殊解毒劑可以使用。治療上可以在局部傷口給予冰敷，以減輕不舒服感，也可以注射抗組織胺減輕腫脹及緩解搔癢。

如果「兇手」確定是黑腹虎頭蜂，或是山徑樹上的毒蜂，應該盡速就醫並在急診觀察是否有橫紋肌溶解或溶血問題。如果病人出現明顯溶血現象又有橫紋肌溶解，建議即刻使用新鮮血漿置換術，以增加病人存活的機會。

● ● ●

蜂螫傷（不管蜜蜂或虎頭蜂）還有一項嚴重的臨床問題，就是對**蜂毒引起的過敏性休克**，僅僅一隻蜂螫就可能讓人致死。

當出現全身性過敏反應時，我們的支氣管平滑肌會收縮，全身血管舒張，導致喉頭水腫，血壓降低、休克。這種緊急情況下，**只有注射腎上腺素才有存活機會**。但是因蜂螫導致的嚴重過敏性休克死亡發生速度非常快，往往來不及送達醫院，病患就已失去生命跡象。因此，如果還來得及就近送醫，可以在醫院或診所內直接注射腎上腺素和抗組織胺等急救藥物，爭取時間。

在美國，專家建議養蜂人及郊遊、登山者，最好隨身攜帶可以治療過敏性休克的自動注射裝置（如 Ana-Kit, Adrenaclick, Auvi-Q, Symjepi 或 Epi-Pen）。裡頭內含治療過敏性休克最重要的藥物——腎上腺素，只要用手輕輕一按，藥物很快即可進入體內，以備不時之需可以自救。而台灣目前也有藥廠引進這種注射筆，不過屬於處方用藥，必須由醫師開立處方箋才能買到。

還有一種延遲性的過敏反應，一般稱作血清病（Serum sickness），會在蜂螫後 7～14 天產生。它可能單獨出現，也可能先經過一段較輕的急性過敏反應之後再發生。其主要

症狀包括發燒、頭痛、淋巴結腫大、關節痛、皮膚起疹、蕁麻疹、蛋白尿、全身無力等；亦可能只出現螫傷傷口附近小範圍的紅疹。這種輕度的延遲性過敏比較常見，嚴重全身性反應的血清病在台灣則很少見。

臨床上，血清病可以使用類固醇來治療，以減輕其對器官所帶來的傷害。由於這個病症的延遲發生，常常會被當成是單純蕁麻疹而忽略治療，患者應多加留意。

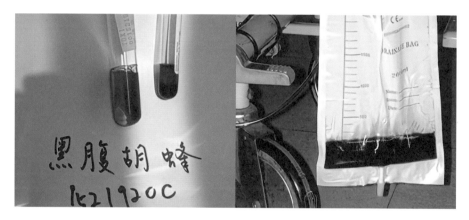

▲ 左：病人的紅血球被破壞後，血紅素將血清染紅了。右：中毒第一天的尿液呈現很深的暗紅色。

➕ 防毒小知識

1. 每到秋天，一個蜂巢的蜂群總數會達到最高點。在居住環境擁擠的情況下，蜂群整體會變得暴躁，而秋高氣爽的天氣又是人們踏青郊遊的好時機，因此山上、田裡、野外或樹上很容易遭遇蜂群攻擊。為避免蜂螫，可遵循專家提出的預防方法：

   - 請專業人員去除居家附近的蜂巢。

   - 戶外盡量不要赤腳或穿拖鞋。

   - 戶外避免穿花色、深色或鮮豔色系衣服，盡量穿白色、綠色及卡其色系。

   - 避免使用香水、髮膠等含香料物品。

   - 戶外盡量穿長袖、長褲並戴手套。

   - 對蜂螫曾嚴重過敏者，應避免除草或採花。

   - 如遇到蜂群，應保持冷靜，慢慢移動。避免拍打或快速移動雙手，如無法逃離，可就地趴下並用手抱住頭部。

2. 對蜂毒曾有過敏史的人，建議請醫師開立一、兩劑腎上腺素自動注射處方劑隨身攜帶。參與野外活動時，也可自備隨時備用。

3. 蜜蜂屬膜翅目昆蟲，同一目的昆蟲皆可能有類似毒液，可以產生交叉過敏反應，最有名的例子為紅火蟻咬傷過敏，不能輕忽。

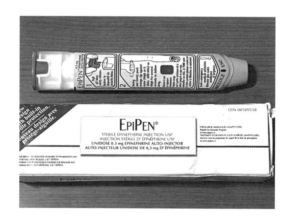

毒物醫學深入了解

　　虎頭蜂在生物分類上屬於膜翅目（Hymenoptera）、胡蜂科（Vespoidea）中的虎頭蜂屬（Vespa），屬於群居的社會性胡蜂，擁有毒針及毒液，具有很強的攻擊性和防衛性，常造成人畜被螫的高危險性，也是養蜂業非常重視的敵害。

　　全世界有 22 種虎頭蜂，台灣常見一般認為有 7 種，分別是：台灣大虎頭蜂（Vespa mandarinia）、黑絨虎頭蜂（又名黑腹虎頭蜂，Vespa basalis）、黃腳虎頭蜂（Vespa velutina）、黃腰虎頭蜂（Vespa affinis）、擬大虎頭蜂（Vespa analis）、姬虎頭蜂（Vespa ducalis）及威氏虎頭蜂（Vespa wilemani）。

　　除了稀有物種的威氏虎頭蜂生活在海拔較高的 1500 ～ 2000 公尺山區外，其他幾種類虎頭蜂大部分出現在中、低海拔。其中體型最大的當屬台灣大虎頭蜂，身長可以長到 5 公分。由於體型大隻兇猛，外型看起來非常可怕，會築巢在樹洞或土穴裡，因此也被稱作土蜂。而其蜂巢有時不容易和大土堆區分，須特別留意。

終生致力研究蜂毒蛋白的中研院教授何純郎先生，從黑腹虎頭蜂的蜂毒中分離出多種胜肽成分，發現黑腹虎頭蜂蜂毒中所含毒蛋白及多種胜肽成分在毒性、藥理作用及化學結構上，與其他蜂種有明顯差異，這也就是為什麼故事案例被咬傷的兩個病人被螫傷的數目差不多，但是臨床表現卻有天差地別的原因。

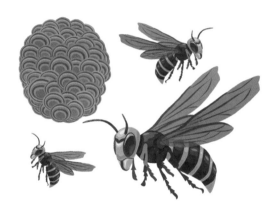

環境工災

14 廢鐵船裡的碼頭工人
—— 硫化氫中毒

　　炎夏 7 月的某日，船務代理公司任職的阿海接到老闆交代，當天下午鋼鐵公司會有幾輛大卡車來載運這幾天進港的廢棄鋼材。中午用完餐後，阿海開著公司那輛三噸堆高機前往碼頭，結果發現載滿廢棄鋼鐵的船是艘混裝船，靠港之後各個艙門都沒有打開。

　　這種裝滿廢機器的船每幾個月會有一艘，裡面放滿各種來自歐洲不同年限，名目上已經報廢的機器，包括印刷、食品機械，甚至是一些汽車零件馬達。事實上這些廢機械中，大多是堪用的機器，有的是半新的儀器，甚至還可以看見幾乎全新、或是從偷竊車輛拆下來的機器零件。

　　這些「廢」機械進口到台灣後，經過修整，再以二手機

器賣出，獲利相當可觀，而實在不能再使用的零件或機械，最後再以廢鐵賣掉。通常這種船進到台中港，船務公司接到進港通知後，都會到港口查看，並請船員把船艙幾個主要艙門先打開，以使空氣流通，同時安排一、兩天後卸貨。

· · ·

　　阿海到了碼頭後，發現船隻是當天凌晨才剛靠岸的。沒開艙門的貨船，已經有不少空卡車來到碼頭排隊準備載貨。副總經理找了值班船員開了艙門後，阿海就急忙開著堆高機從貨船腹部進到船艙內開始工作。大概過了半個小時左右，站在甲板最上方的副總，發現阿海的堆高機馬達聲響很大聲，機器卻沒在移動。由於他站的位置太高，加上堆高機的巨大引擎聲響，他大聲喊叫了幾聲後，阿海都沒反應，於是想下到艙底去查看情況。

　　沿著狹窄階梯逐級往下走，沒想到才走到第三層甲板時，他就倒下來了。等意識恢復時，人已經在救護車上，臉上罩著氧氣面罩。

　　他調整了一下面罩位置，問一旁的救護員發生了什麼事？救護員告訴副總，他們接到通報，有人昏倒在船艙中不

省人事，到達現場同時還發現有兩個人在船艙內昏迷，應該是缺氧所致。

「你的狀況比較輕微，另一個昏倒在堆高機上的患者較嚴重，在現場插上氣管內管後，先轉送醫院急診室。」

副總在送醫清醒後，要求轉到我們醫院急診。當天下午網路及電視媒體針對這則新聞大量報導，接受採訪的急救專責醫師在電視上侃侃而談。

「根據判斷，這應該是一氧化碳中毒。第一個病人到院前心臟停止，經急救後恢復心跳。病人目前送去做高壓氧治療，希望可以有較理想的復原；第二個病人到院時已經接近完全清醒，正使用氧氣治療中。」

第二天，新聞媒體繼續追蹤報導這起意外事件，還訪問了物理化學老師，探討這艘廢五金船從歐洲一路航行到台灣，在海上到底發生了什麼事，以至於靠岸後竟然導致船務公司的工作人員重傷昏迷。

大家紛紛從廢鋼鐵材質、大船結構等方向著手討論。有人提出：「會不會是船有一段路程沿著或靠近赤道航行，在太陽直射下，密閉船艙內溫度太高，以致廢鐵產生氧化、釋放出大量金屬氧化物到空氣中，造成船務公司人員中毒昏

迷？」而勞動部的事故調查報告，也把這個想法當作災變的可能原因之一。另外也有人猜測，是金屬氧化時耗掉船艙內的氧氣，進而造成缺氧……眾說紛紜，推論的想像力真的非常豐富！

　　但事實上，這些推測是不可能發生的，因為金屬氧化物的暴露，不會讓人快速被擊倒（Knock dowm）、昏迷。金屬氧化的情況，通常會發生在焊接或金屬切割工作時。焊接溫度一般在攝氏 200 度以上，而常見的金屬有銅、鋅、鋁、鎘等。當然其他金屬也有可能，不過，這些**金屬氧化物中以鋅氧化物造成的中毒最為常見**，尤其是發生在切割或焊接鍍鋅鋼鐵時。

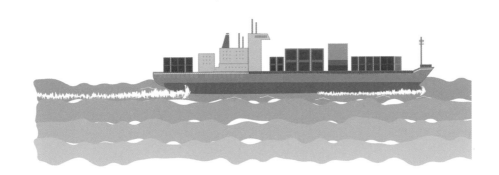

鐵板鍍鋅主要在於防鏽，例如船體上的鋼鐵用鍍鋅防鏽，**在切割船身時，拆船工人常常會暴露到大量的鋅氧化物**。工作一天結束後回家休息，這些吸入的鋅氧化物會引發免疫反應，讓病人突然發燒、發冷、全身肌肉骨頭疼痛、頭痛、疲倦，出現像是感冒的症狀，往往休息幾個小時就可以恢復正常。少部分病人會比較嚴重，造成肺部傷害如肺炎，甚至肺水腫等。這種疾病我們一般稱作「金屬煙燻熱」（Metal fume fever）。目前這種職業病常發生在金屬切割、電焊或鍍鋅鐵管、大樓消防水管或瓦斯管接管工程時產生。

　　出事的這艘船，雖然在大太陽底下航行了好幾天，但船艙裡的溫度應該不至於高到燒熔掉船上的鐵板，否則船根本開不到台中港，在海上某個地方就熔解，沉到海裡去了。一氧化碳中毒的臆斷倒是蠻合理的：一直密閉的船艙會累積一氧化碳廢氣，或是密閉船艙曾經有燃燒物質。不過，清倉時已將艙蓋打開，分子量比空氣輕的一氧化碳應該早就逸散開了。而且這個說法有個疑點，若是一氧化碳累積在船艙內，那廢鐵船上的船員應該會先受害才對，而不是去「清運」船艙內容物的船務公司人員，所以一氧化碳暴露的可能性應該也要排除。

· · ·

事實上，**造成這起意外事件的物質是硫化氫，而硫化氫中毒使用高壓氧來治療是適當的**。硫化氫比空氣還重，一般會蓄積在較低的空間中，也就是在船艙底部。硫化氫具有惡臭味，很容易聞得出來，空氣中硫化氫濃度不到 0.2ppm，我們就可以聞到它的臭味。但有趣的是，**當空氣中硫化氫濃度接近 100ppm 以上時，人類的嗅覺細胞很容易嗅覺疲乏，這時候反而聞不到臭味**，因此當硫化氫毒氣濃度逐漸升高時，現場的人就會失去警覺；一旦濃度超過 1000ppm，就會瞬間攻擊大腦中樞，大腦突然衰竭，致使人倒地不起，在幾秒鐘內心跳停止、死亡。

　　而且，船務公司副總從甲板上方下樓查看時，在途中突發倒地，即是硫化氫中毒的另一個證據。

　　副總隔天轉到我的門診時，我特別詳細詢問了整個過程。他提到船艙內有一股惡臭，就像大批雞蛋腐敗、壞掉的味道。也因此他站到甲板上去指揮，通風的狀況讓那裡待起來稍微好一些。後來發現怪手司機好像昏過去了，想下去查看時，才走到一半就倒地不起，醒來發現自己已經躺在擔架上了。他也表示，實際上這次的情況已違反他們平時的作業方式。廢鐵船抵達台中港外已經好幾天了，直到他們到了現場，才發現竟然沒有先打開艙蓋讓空氣流通。為了要趕時間卸貨，

他們只好硬著頭皮上了當天早上才進港停泊在碼頭的船，沒想到就發生憾事了。

「那些廢機器或廢鐵上還黏有大量的潤滑油或俗稱的黑油，看起來很髒，但是買家運回去整理過後，堪用的機器往往還可賣到不錯的價格。」副總說。

根據他的敘述，我判斷這些硫化氫的主要來源，應該就是這些動物性油脂。在海上航行期間，處於密閉高溫的環境下，細菌會大量繁殖滋生，並把含硫的物質代謝成硫化氫。再加上船艙中常會出現腐爛的老鼠屍體，現場累積了大量的硫化氫，導致了這起嚴重的中毒事件。

表一 空氣中硫化氫濃度和臨床症狀相關性

空氣中濃度 (ppm)	可能臨床症狀或作用
0.01-1.5	可以聞到腐蛋臭味，3-5 ppm 時會更刺鼻。
2-5	長時間暴露會導致噁心、頭痛、流眼淚，甚至對氣管刺激。
50-100	待久一點會頭昏，會結膜炎（gas eye）及呼吸道刺激氣促。
100	十幾分鐘就會失去嗅覺甚至嗜睡，為美國職業安全衛生研究所所訂的濃度值（IDLH）。
100-150	失去嗅覺，長時間暴露甚至可能致死。
200-300	明顯的結膜炎及呼吸道刺激，導致肺水腫及致死可能。
500-700	幾分鐘就會步態顛簸及崩潰，幾十分鐘內死亡。
700-1000	吸一、兩口就快速昏迷、擊倒，幾分鐘內死亡。
1000-2000	幾乎馬上死亡。

在台灣，硫化氫中毒事件並不少見（見下表），主要發生在油氣探勘工程、下水道工程、山洞隧道工程、廢水池清理工程（尤其是皮革工廠或食品化工廠）。這些地方常是局限空間且容易滋生細菌，只要有動物性蛋白質或油脂存在，就會產生大量毒氣硫化氫。

表二 有硫化氫中毒危險的職業

■ 有機物分解作業—污水、廢水處理、垃圾、堆肥

■ 用於農業釀造或醃製的含硫鹽類

■ 重水製造

■ 膠水製造

■ 皮革製造—廢水池達 940 ppm

■ 人造絲生產

■ 油氣探勘、下水道作業

另外，最常見的硫化氫源頭就是硫磺溫泉。

北投陽明山地區的溫泉屬於硫磺溫泉，台北榮總旁的行義路從山腳下一直到出磺坑附近，沿路有多家溫泉旅館。這地區的溫泉業者會用大小水管將溫泉從源頭導入自家蓄水池，以供應遊客泡溫泉。由於這些溫泉常夾雜著溫泉泥，長時間下來會堆積在儲水槽內，最後阻塞溫泉出水口，所以當地業者經常一段時間就得清理水槽底泥。

由於底泥內常累積大量的硫化氫氣體，所以清洗這些水槽或從事底泥清淤工作時，更必須注意通風及供氧，並隨時檢測可能存在的硫化氫等毒氣，否則稍一不注意，就容易發生硫化氫中毒意外。

曾有一家溫泉業者在清理儲水槽污泥時，發生過一死兩傷的中毒憾事。

這家業者深知清理水槽工作的危險，但是又沒有防毒面具和供氧設備，於是想出了一個變通方法，就是清污泥時不要在水槽裡待太久。於是老闆、老闆弟弟、加上一位老員工，三人輪流爬進約 2、3 公尺深的水槽底部，當盛裝的水桶裝滿污泥，就爬出水槽換另一個人下去。剛開始都相安無事，但半小時過後，輪到老員工下去挖污泥時，才下到水槽底就癱軟在地，上方的兩人看到這種情形，不顧自身安危就

進入水槽救人。直到兩人合力將老員工推到水槽出口後，老闆和弟弟也相繼倒下——老闆直接趴在污泥上，老闆弟弟則向後倒，仰躺在污泥上。

老員工被推出水槽後沒多久自行甦醒，發現兩個老闆都倒臥在水槽裡後，趕緊呼叫求救。最後通報消防人員將人救起，三人都送往台北榮總急診。這三位病患眼結膜都嚴重充血，老員工的狀況是三人當中最輕微的，只需打上靜脈點滴及鼻導管氧氣，老闆弟弟則神智不清，呼吸衰竭，需要插上氣管內管幫助呼吸。老闆的神智雖然清楚，但因為血氧很低，也被插上了氣管內管。

我們立刻嘗試使用硫化氫解毒劑——亞硝酸鈉靜脈注射，來幫兩位老闆做治療。結果大老闆的呼吸狀況和血氧並沒有多大改善，倒是老闆弟弟在藥物還沒注射完畢就突然清醒，並在當天晚上成功拔管。遺憾的是，大老闆最終因肺部吸入太多污泥，很快進展為「成人呼吸窘迫症候群」（ARDS），於幾天後不治喪命。

硫化氫的毒性不可小覷，一點點濃度就可以聞到惡臭、讓人失去意識，很快心跳停止。因此，處理硫化氫時必須採取更積極的預防態度，才能避免它的危害。

✚ 防毒小知識

1. 在密閉空間進行清理工程時，相關作業人員應確實做好防護工作。

2. 隨時檢測空氣中有毒氣體的濃度。

3. 作業場所應準備急救用氧氣呼吸器和呼吸面罩。

4. 工作人員身上應綁有安全帶或防護繩索，以便緊急事件發生時能被人迅速拉離密閉空間。

5. 若發現同事倒臥密閉空間，應立刻呼叫其他人支援，並打 119 請消防救護人員協助。

6. 若需進入該密閉空間救人，應做好防護再進入，且動作應迅速，避免憾事接續發生。

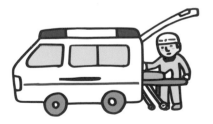

毒物醫學深入了解

　　硫化氫是一種會引起細胞組織窒息、缺氧的毒氣，從解毒機轉回推，硫化氫主要作用在細胞內粒線體的呼吸鏈上。當這種化學分子大量進入組織細胞——尤其是神經細胞——結合細胞色素氧化酶，阻斷呼吸鏈上的電子傳遞，細胞組織就無法使用氧氣呼吸，細胞馬上缺氧，甚至死亡。

　　其解毒劑亞硝酸鈉，具有很強的氧化能力，能讓血液中血紅素上的亞鐵離子氧化成正三價鐵離子，這時候的血紅素稱做變性血紅素，攜帶氧氣的能力降低，但是可以移除細胞色素氧化酶上的硫離子，恢復呼吸鏈上的電子傳遞，讓組織細胞恢復使用氧氣進行呼吸功能。

　　美國國家職業安全與衛生研究所，根據更多的人類暴露研究報告，已經將硫化氫的立即危害生命或健康濃度（Immediately Dangerous to Life or Health Concentrations，IDLH）調降至100ppm。從表一可以知道，大量硫化氫暴露時，幾乎是即刻死亡，可能沒有使用解毒劑的機會。

　　由於工作環境改善及醫學進步，有越來越多的病人有

機會送至醫院急救。然而，其中一些病患在急救甦醒後幾天、甚至幾週，會出現嚴重心臟傷害症候群，臨床表現上可以發現心電圖缺血性變化、血液中心肌酵素上升、左心室壁收縮不好，心肌梗塞及致命性心律不整等，最後常因心臟收縮能力急性下降，死於循環衰竭。而這部分的致病機轉目前尚未有進一步結論，有待更多研究來解決。

治療上尚待突破，因此預防硫化氫中毒才是王道。

勞動部過去相請北榮毒藥物諮詢中心辦理過幾場硫化氫中毒預防講習課程，並到現場實地瞭解，提供業者相關設施建議與改善。雖然發生頻率減少許多，不過，依據北榮職業醫學及臨床毒物部 2022 年 4 月發表的成果報告中可看出，2010 到 2021 毒物中心收錄的 18 個硫化氫中毒個案中，重度中毒有 7 位，死亡的有 5 位，這當中六成都是清理油槽或溫泉槽的工作者。

以台灣最常見硫化氫中毒的儲油槽、下水道工程或溫泉槽清洗業來說，硫化氫分子量 34，比空氣分子量 28.8 還重，得灌入大量氧氣來維持槽中氧氣濃度 18% 以上。不過，還是有大量硫化氫躲在水槽底下的污泥中，當工作人員挖開污泥或在污泥中踩踏時，硫化氫氣體馬上就會再逸出。

硫化氫是組織性缺氧毒氣，很容易從呼吸粘膜吸收進入血液，所以不管空氣中的氧氣濃度多高、多正常都沒有用，只要吸到高濃度的硫化氫，人就有可能瞬間倒地。因此，除了務必按照職業安全衛生署規範或局限空間作業危害預防要點施做，更要用檢測儀隨時監測空氣中的硫化氫濃度。如果濃度輕易就會超過 100ppm，進入這種桶槽作業時，應一律戴上防毒面具及揹上自供式或管線供應氧氣設備，才有可能保護自身免於硫化氫中毒意外。

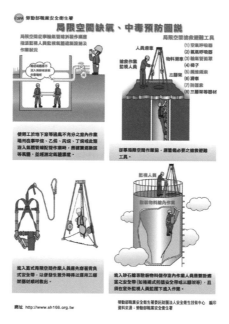

▲ 可參考勞動部職業安全衛生局限空間中毒預防宣導

15 移工悲歌
——氫氟酸水溶液中毒

　　自從台灣經濟快速發展後，各行各業人力需求量大，從 1989 年起，勞動部開始專案引進海外移工投入大型建設工程。立法院在 1992 年通過《就業服務法》，允許民間產業也能合法聘僱海外移工，自此，大量被定義為「補充性勞力」的東南亞籍移工被引進，離鄉背井地來台工作。

　　有更多移工投入照護體系後，COVID-19 肆虐期間，更是填補了不少這方面的初級人力空缺，讓慢性照護不因受到肺炎流行而產生更多的傷害。針對移工在工作中存在一定風險的環境或狀況，勞動部訂有

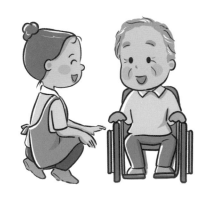

各種守則，甚至用法律規範雇主應提供安全的環境、開放資訊與教育訓練，並且提供足夠且正確的防護措施，以減少勞工（或移工）在工作中受到傷害或導致意外發生。

以下發生的悲劇，是 2019 年一位外籍移工受傷中毒致死的事件。由於我沒有參與事故現場的勘查與病人照護治療，因此主要針對勞動部的相關調查報告，探討毒物致害的部分。

•　•　•

當天早上 9 點多，從菲律賓來台灣工作近 3 年的瑪莉亞和同事在光電廠切割課的蝕刻區內，進行化學蝕刻液的準備作業。這家公司使用的化學蝕刻液組成相當特別，包含三種具強烈腐蝕特性的化合物：49% 的氫氟酸水溶液 5400ml、96% 的硫酸 360ml 和 31% 的雙氧水 360ml。

這個混合化合物溶液中，**會造成重度傷害最主要致毒物質是極大量且高濃度的氫氟酸**，經過混合其他溶液，蝕刻液中氫氟酸的濃度仍然高達 43%。其他成分明顯也有「加乘」的可能，導致這個中毒個案病情發展讓人措手不及。

氫氟酸屬職業安全衛生法中指定的丙類第一種特定化學物質。根據法規，雇主應指定現場主管實際監督，且確保勞工穿著完善的防護工具。由於這個化學物質被歸類為高腐蝕性、毒性物質，勞工於從事這項作業時，應該要穿著完整包覆全身的不浸透性防護衣、防護鞋、護目鏡及手套等防護器具。

從事發後公開的現場錄影中可以看出，瑪莉亞和同事們工作時穿的不是連身防護衣，也不是特殊材質防護鞋，而是只穿著罩住身體前面的圍裙，這絕對是最重要且致命的錯誤。

現場調查結果顯示：當天一早他們開始準備蝕刻作業之前的前置作業。當蝕刻混合液調配好之後，他們卻發現蝕刻液的溫度太低，必須提高溫度到規定的範圍，這樣蝕刻作業才能進行。瑪莉亞把裝了半滿蝕刻液的桶子直接搬到化學蝕刻檯，想讓溶液加速回溫，希望同時開始進行蝕刻作業。

然而不幸的是，因搬運過程造成晃動，而且蝕刻檯面凹槽不平整，瑪莉亞把裝了蝕刻液的桶子放到檯面上後，在轉身的瞬間，裝有化學蝕刻液的容器突然傾斜倒下，液體直接從她的背後潑灑下去，主要淋在瑪莉亞的右下肢。瑪莉亞的雙腳當下感到疼痛難耐，倒地不起，衣褲冒起了白煙。從影

片中可見現場一片驚慌、混亂。

現場同事用清水幫瑪莉亞沖洗了 6 分鐘，用工廠針對化學物噴濺應急而購買的急救用「六氟靈」和「敵腐靈」，又各沖洗了一小段時間，並且用了好幾條葡萄酸鈣軟膏。救護車大約在事發後 28 分鐘左右到達現場，35 分鐘左右載著瑪莉亞離開，緊急救護員先做了一些初步處理，包括移除下肢衣物。

病人在經過第一家醫院的急診處理後，轉送台北醫學中心治療。很不幸的，當天晚上病情惡化，急救無效後失去生命。

這個意外事件招致了很多批評和討論。許多人提出疑問：「員工們平常都是穿這麼簡單的服裝工作嗎？」、「過去也沒發生過傷害，為什麼這次會這麼嚴重呢？」大家不明瞭的是，充分的準備與完善預防措施，才能減少這類劇毒化學物的傷害或意外。

氫氟酸在分類上屬於弱酸，接觸到皮膚後造成的化學灼傷不像硫酸、鹽酸這類強酸般明顯。但**它的高脂溶性會滲入皮膚、進到組織，並透過血管循環至全身**；其中解離出的氟離子會跟身體內的鈣離子或鎂離子結合，影響細胞甚至器官功能，特別是心肌的運作易受影響，造成心律不整。

這次發生意外的蝕刻液氫氟酸濃度高達 43%，潑濺到皮膚瞬間就會受傷，何況當中還含有超過 5% 的硫酸。硫酸具強烈腐蝕破壞皮膚的作用，加速氫氟酸更大量的吸收，讓大量進入到血液循環的氟離子傷害心臟節律、影響血液凝固，最後影響到病人的生命。

· · ·

毒藥物諮詢中心曾經分析該中心所收集到的個案研究指出，暴露到氫氟酸的量比例數較少，且局限於皮膚上的小範圍，因此諮詢中心氫氟酸中毒個案的死亡率約 0.6%，而口服氫氟酸的死亡率則高達 16.7%。諮詢中心的資料更顯示，濃度低到 1% 的氫氟酸都可能造成傷害，和國外的研究結果相似。皮膚暴露到氫氟酸的濃度越高，發生局部腐蝕傷害越快：**30 ～ 40% 以上濃度的氫氟酸暴露，可能一接觸到皮膚就會灼傷疼痛；接觸到小於 10% 濃度的氫氟酸，局部疼痛的症狀可能延遲 6 ～ 24 小時才會出現**。這種「過了一段時間」才出現的症狀，很容易讓人疏忽它的毒性，甚至忘記它的嚴重性。有時局部外觀看不到紅腫或皮膚腐蝕性表徵，卻呈現明顯疼痛難耐，會造成診斷上的困難與混淆。

曾經有一位被轉診到我們急診室的病人，醫師在其轉診單上寫著一個大大的英文字：Malinger（裝病），這個字透露出前一位急診值班醫師的百般無奈。原來這個病人從小夜班到大夜班，已經造訪過急診室三次，每次就醫的主述都是一樣：雙手很痛。前兩次就診時，急診醫師檢查後，加上手部 X 光照相檢查，都沒看到局部紅腫或是骨折，便在打了止痛藥，病人覺得舒服一些後就出院回家。第三次再去就診時已經是凌晨 2 點多，急診醫師實在看不出病人雙手表面有什麼異樣，所以直接把他轉診到我們急診室。

　　急診醫師耐心地詢問病人到底發生什麼事？病人一貫回答不知道手痛原因為何？後來問到他的職業，答案才揭曉。原來，這位病人剛到一家鐵製品工廠上班，他的工作內容是用抹布沾濕一種透明水樣液，來擦亮這些鐵製產品。那塊抹布當下摸起來沒什麼刺激感，但是下班後不久，他就覺得雙手很痛，而且好像痛到骨頭裡一般，實在是受不了了才跑去看急診。打針後雖有緩解，但希望這次轉診能尋找病因，徹底治療。

　　後來確定了病人的**疼痛病因是來自不到 10% 的氫氟酸溶液**。這種低濃度氫氟酸的暴露一樣會造成深部疼痛，雖然腐蝕性不強，但氟離子容易侵入深部組織，造成低血鈣。如

果產生全身性低血鈣，後續的併發症將是導致快速死亡的後果。因此，一些研究特別指出針對氫氟酸的暴露，如果暴露到濃度 50% 以上且體表面積超過 1% 以上；或是任何濃度的氫氟酸暴露超過 5% 的體表面積；或是吸到 60% 以上的氫氟酸蒸氣，都有可能產生低血鈣的危急狀況，臨床醫師必須特別注意觀察病人狀況及積極治療。

最近有一篇統合分析研究更指出，氫氟酸暴露的化學性灼傷面積超過體表的 2.38%，就可能會有全身性的症狀，因此建議這種病人應該及早積極除污及使用葡萄糖酸鈣藥物，並且列入急救操作準則。

氫氟酸意外暴露噴濺到身體時，必須盡快除汙並使用解毒劑，用高流量清水沖洗，並使用葡萄酸鈣軟膏塗抹並輕輕按摩傷口，必要時，就算在救護車上也可持續使用。

故事案例在災害現場除了沖水除污及塗抹葡萄糖酸鈣軟膏外，也另外使用了敵腐靈和六氟靈除汙劑沖洗。這兩種除污劑對酸鹼性腐蝕或氫氟酸有降低酸鹼度的治療效果。不過因為機轉不明和臨床功效不明確，目前仍沒有國家正式將其列入氫氟酸中毒的急救用藥之列。

雖然臨床使用在病人身上似乎沒有發現任何副作用，不過敵腐靈或六氟靈並不是「藥」，而是除污劑。

總之，由於氫氟酸的毒理特性——弱酸的酸性腐蝕作用加上氟離子的毒性，不論是否備有緊急處理方法或設備，**應盡快去除衣物、盡快除汙、使用大量的沖洗液體，就是氫氟酸意外噴濺到皮膚的最佳處理原則。**而使用各種濃度、各種劑量的氫氟酸工作現場，絕對要設置好氫氟酸除污設施，讓工作人員在工作中使用完整的防護裝備，穿好防護衣物，才是最佳預防傷害措施。

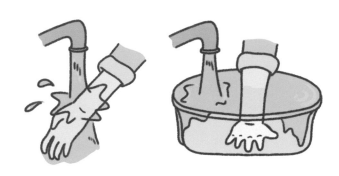

➕ 防毒小知識

1. 預防勝於治療！從事需要接觸化學藥劑的工作時，公司／工廠有義務提供作業人員完整的安全防護，包含全身防護服、護目鏡、防護手套、防護鞋等，視接觸的化學物質特性而有不同要求，並於工作檯附近設立緊急除汙設備。

2. 氫氟酸雖然屬於弱酸，但濃度越高一樣會造成如強酸般的腐蝕性傷害；且高脂溶性的氟離子會滲透進組織、進入血液循環，並與體內的鈣離子或鎂離子結合，造成低血鈣或低血鎂症，最終影響心臟跳動而死亡。

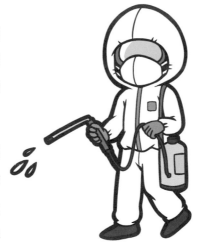

3. 被氫氟酸或其他強酸強鹼噴濺到應第一時間除去被噴濺到的衣物，並馬上使用高流量清水持

續沖洗接觸部位。工廠若備有敵腐靈或六氟靈亦可使用，但需注意六氟靈專門用在氫氟酸暴露，其他強酸強鹼暴露使用可能沒有期待中的效果。另外，敵腐靈或六氟靈不是藥膏，不易黏附在人身皮膚上持續作用，加上價格昂貴，使用上受到限制。

4. 氫氟酸暴露應在沖洗過後，敷上葡萄糖酸鈣軟膏，並盡快送醫。送醫途中繼續塗抹並戴上手套輕輕按摩皮膚，促進藥劑的解毒作用。在醫院則可給予葡萄糖酸鈣的口服或注射針劑，並觀察是否有出現全身性低血鈣的問題。

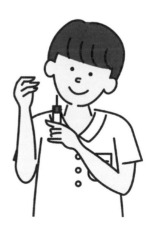

毒物醫學深入了解

　　氟化氫（HF）在常溫和大氣壓力下，是無色且具有腐蝕性的氣體或液體，可溶於水而產生氫氟酸。一般工業上會使用各種不同濃度的氫氟酸；當濃度低時，氫氟酸液體中氫離子與氟離子共價鍵較強，解離度低、穩定度高，因此，氫氟酸在分類上屬於弱酸。不過，當濃度增加時，氫氟酸的解離度上升，其酸性也跟著變強，因此，高濃度的氫氟酸則歸類為中強酸。強酸水溶液接觸到皮膚或口腔黏膜，會讓接觸面的蛋白質凝結，形成焦痂、凝塊，就像在鮮奶裡加入酸醋而結塊一樣。

　　氫氟酸對於皮膚組織的傷害，比較像強鹼腐蝕傷害的「液化性壞死」（liquefaction necrosis），反而是正常皮膚表面或變白、或變紫。變白可能是局部血管收縮缺血造成，就像用手指緊緊壓住皮膚表面，壓處皮膚變白一般；變紫則可能是小靜脈收縮血液無法回流導致。

　　這種低微酸性仍然會破壞皮膚，讓高度脂溶性的氫氟酸更容易進入受傷的組織中。進入組織中的氟離子，會跟身體內的鈣鎂等離子鍵結，形成不易解離的氟化鈣、氟化

鎂分子，讓組織細胞缺鈣、缺鎂。

鈣是人體中骨骼及牙齒的重要成分，鈣離子也是體內組織許多生化酵素的輔助因子，參與心跳調節、肌肉收縮、血液凝固、神經傳導、釋放激素等作用。鎂則是維持骨骼結構及功能的重要元素；人體細胞內有超過300個蛋白質酵素需要鎂作為輔助因子，並參與細胞內細胞生長、調解等訊息傳遞及蛋白質合成作用。因此，一旦氟離子造成局部或全身缺鈣和缺鎂，很多細胞功能就無法正常進行，尤其是局部的血管和神經功能受損，會產生很多臨床傷害表現，尤其是最先出現的疼痛，且常常令人感到「痛徹入骨」。這種程度疼痛的表徵，有時也可提醒醫生這可能是氫氟酸中毒的診斷。

由於氫氟酸可溶於水，大量高壓的水可以很容易沖掉剛沾上皮膚的氫氟酸。而歐洲氟化氫及氟化物協會（Eurofluor）認為葡萄糖酸鈣是很好的鈣來源，可作為氫氟酸中毒真正的解毒劑；使用型態可以是凝膠、溶液、注射液及噴霧液方式給予，不但能除污又可當作治療藥劑使用，並且有大量可靠文獻資料佐證。

至於敵腐靈與六氟靈為何會臨床功效不明確，我這裡

提出一些個人看法。前面提到，低濃度的氫氟酸屬於弱酸，濃度越高酸性越強，而酸性越強破壞皮膚的速度越快。雖然皮膚是阻隔毒化物進入人體的主要屏障，不過，氫氟酸對皮膚及人體的傷害很特別，它會讓皮膚組織水樣化，接著氟離子進入身體組織深部或吸收至血液及全身，造成重要器官的傷害。

根據 2011 年的一項人類皮膚離體研究發現，暴露到 70% 的氫氟酸，20 秒左右皮膚傷害就開始出現；1 分鐘時可以看到表皮組織已被傷害超過一半的厚度；3 分鐘時 4 ～ 5 層的表皮組織完全被傷透；5 分鐘時真皮層開始出現破壞。這項研究雖然不是在活生生的人體上進行，但也體現除污處理必須快速，才能有效將氟化氫液體從皮膚上面移除。因此，該怎麼做？用什麼物質沖洗才會快速又有效？過去 20 幾年，科學家們一直在努力實驗及研究，希望可以找到這樣子的方法及發明。

首先第一個被考慮的物質當然就是清水。

不過，當化學物質噴濺到身體時，這些腐蝕性物質或毒化物停留在皮膚上的時間長短，以及「黏」在皮膚的程度，都和腐蝕性傷害及毒物吸收嚴重度有關。

「黏」的計量方式是看液體的黏稠度，黏稠度高會讓大量沖水的效益大打折扣。水的黏稠度是 1mPa·s，攝氏氣溫 20 度下，48% 氫氟酸的動態黏稠度是 0.9810，在低溫下它的黏稠度會上升一些，和水的黏稠度差不多。因此，以黏稠度來說，氫氟酸噴濺到皮膚時，即時地大量清水沖洗很容易將其從皮膚上沖淋掉，做法是絕對正確的。

　　然而，工作時大家會穿著工作服，被氫氟酸噴濺到時，弱酸到中弱酸程度的化學物質不會燒溶衣物而是被其吸收停留，如果沒有馬上將衣物脫除，衣物持續接觸皮膚，傷害一定會加重。而衣物上的氫氟酸用大量清水是不容易清除的，所以**衣物去除和大量清水沖淋一樣重要，最好是 1 分鐘內就能完成。**

　　再者，有傷害破損的皮膚容易導致更多化學物質或藥物吸收，這已經有相當多的離體器官或動物體研究可證實。所以此時使用相當濃度的葡萄糖酸鈣（一般是 2.5% ～ 5%）軟膏、凝膠或溶液，在患處持續按摩或浸泡，也能促進葡萄糖酸鈣中和患處的氫氟酸，達到解毒治療效果。

　　而六氟靈的生產廠商研究指出，六氟靈噴灑在患處治

療效果可能更好。以上述 2011 年的皮膚研究為基礎，在直徑約 1 公分的離體皮膚上，貼上吸飽 30 uL70% 氫氟酸的濾紙 20 秒，移掉濾紙後接著沖水 15 分鐘（約 2 公升，每秒約 2cc），再塗上 2.5% 葡萄糖酸鈣凝膠一次，約每平方公分 1 毫克。另一組則噴灑他們公司的產品六氟靈 10 分鐘，使用 400 毫升，約每分鐘 4cc。結果發現，噴灑六氟靈的離體皮膚基本上沒有明顯變化，而沖水加葡萄糖酸鈣凝膠這組在治療後 15 分鐘離體皮膚沒有特殊變化，一直到 4 小時後才可見到表皮的基底層出現水腫現象。

由此可得知，六氟靈除了和水一樣具有物理移除氫氟酸的作用外，還可吸附氫離子及氟離子，讓肢體皮膚維持幾乎正常組織型態。

不過，研究者亦指出，從這個研究結果得知：沖水加上局部葡萄糖酸鈣也是有用的，只是清水和六氟靈溶液兩者之間價差有天壤之別。但不管你是選擇哪種液體沖洗，動作都最好能在幾秒鐘到 1 分鐘內完成，才能避免更大傷害。

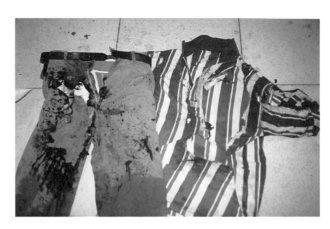

▲ 一位中年男性被強酸淋到全身，衣物可見多處被強烈腐蝕
　燒出破洞。

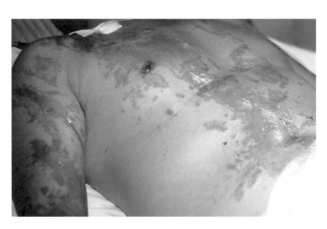

▲ 其皮膚表層腐蝕，出現乳酪狀壞死。

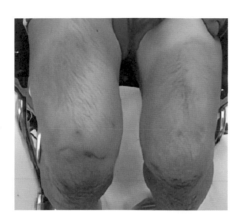

▲ 騎車行經工業區小路，和對向來車會車時，車子輾壓一塑膠桶後噴濺出液體濺到大腿。病患下半身牛仔褲淋濕，但是兩側大腿卻嚴重灼傷，大腿皮膚可見紅斑及中間部分變白、有些瘀青。外科醫師診斷中間皮膚變色部分皆是組織壞死的表現。

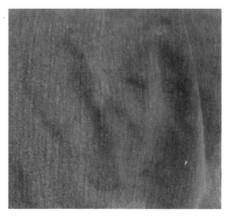

▲ 從牛仔褲上確定了大量氟離子，證明該溶液應該是高濃度的氫氟酸。

16 中毒？溺水？清洗工人工安追兇
——奪命的界面活性劑

　　勞工安全衛生法中職業安全衛生設施規定，要進入狹隘的局限空間內工作前，應先確認該空間會不會有缺氧、中毒、感電、塌陷、被夾、被捲及火災、爆炸等危害 (如第 208 頁圖示)。

　　缺氧，是指空氣中的氧氣濃度降低到 18% 或更低；中毒，則是在該空間內會產生或存在有毒物質，像是硫化氫或一氧化碳。如果有上述危害的可能，即應訂定危害防止計畫，讓現場作業人員依循，保護所有工作人員安全。然而，作業場域狀況百百種，沒經驗或經驗不足的人員遇到緊急事件，還是可能會應變不足、準備不周，因而造成遺憾。

　　以下，就是一則這樣的故事，在家屬眼中更是一場痛徹

心扉的悲劇。事後雖然進行了勞工安全檢查，罹難者也進行了病理解剖，但是，這些制式說法卻無法安撫家屬或解答核心問題。

. . .

台中一家科技公司廠房內，放置好幾個儲存顯影液的大桶槽，高約 3 公尺、寬約 2.5 公尺、重達 20 公噸，內層為塑膠、外層為不鏽鋼材質，底部是中間突起的圓弧形。這種非平坦的底部設計，容易暗藏危機。

顯影液是一種化學溶劑，用來溶解由曝光造成的光刻膠可溶解區域。舉例來說，我們想刻劃圖案在一塊晶片上，先在晶片上塗感光材料（光刻膠），將圖案經過紫外光曝光，再轉印到晶片上，曝光過的感光材料溶解度會改變，這時顯影液可溶解曝光後性質改變的感光材料，顯影出我們設計的圖案。這種光刻顯影技術，在面板或半導體製造設計公司經常使用。

顯影液通常為鹼性水溶液，搭配適當的界面活性劑，即可達到顯影洗淨的功能。界面活性劑就是清潔劑，具有除汙功效，讓晶片等產品不會因雜質而影響品質、良率，一般分為非離子界面活性劑和陰離子界面活性劑。

每家公司會因不同製程產品，採用不同的顯影劑。顯影劑中毒性最強的是 TMAH（Tetramethyl ammonium hydroxide 四甲基氫氧化銨），在台灣曾經造成多人死亡。不管是使用單位或是管理單位，聽到這個化學物質雖不至聞風喪膽，但還是會特別小心謹慎，因為發展這些高科技產業，很難避免使用到這個化學物質。

台中這家公司桶槽裡的顯影液並不是 TMAH，而是碳酸氫鈉加上界面活性劑，一般稱作碳酸鹼性顯影液；根據物質安全資料表的記載，這個顯影液內有 9% 非離子界面活性劑、5% 陰離子界面活性劑、5% 碳酸氫鈉和 5% 碳酸鈉，剩下最大宗的成分是水。單就成分內容來看，這些個別的化學物質基本上都是無毒或是毒性相當低的。那麼，為何在桶槽裡從事清洗工作的勞工會快速命喪槽內呢？實在令人費解！

我根據當時的新聞報導、官方調查及法醫解剖報告，設計出一個模擬的動物實驗結果探討，試圖找出該事件可能的致命機轉。

這家科技公司的化學房有好幾個重達 20 公噸的顯影液槽，存放碳酸鹼性顯影液，pH 值約在 10 左右，鹼性不算太強。由於只是碳酸溶液加上清潔劑成分，因此被認為毒性很低。聽起來確實一點威脅性也沒有，就像清潔劑加上碳酸飲料一樣。

這天由外包商負責清洗桶槽。桶槽底下常剩下容積不一的顯影液，清洗好之後，才能裝填新鮮的顯影液。由於顯影液的使用量相當大，因此這個工作平時就會固定執行。當天一組五個人到達工作現場，準備開始清洗第一個槽桶。其中一人先從槽體上方開口沿著繩梯，下到 3 公尺深的槽底。此時，槽外的四個人突然聽到槽內傳出槽體撞擊聲以及吵雜的濺水聲音，隔沒多久，聲音就消失了。

第二個人爬上開口處向下看，發現第一個人趴在槽底，臉部浸在約 50 公分深的剩餘顯影液內。他趕忙通知其他人後，自己沿著繩梯下去救人；而第三位同事也緊接在後準備下去。當第二人下到槽底後，先將第一個人從水中抬起，讓失去意識的同伴仰躺著靠在他半跪的大腿上，並呼叫槽外的人放下繩索，準備把人救出。這時卻發現後面下來的第三人竟也倒臥在水裡，最後在槽外其他兩人的協助下，將第一、第三位昏迷不醒的同事救出槽體，並通知 119，將五人全都送進了醫院急診。

那兩名昏迷的工作人員送達醫院時，都已經沒有了生命徵象。雖然經過心肺復甦術急救，還是沒有恢復心跳，後來宣告死亡。

另外三人被送到急診時神智清楚，血液檢查無特殊異常。兩名死亡個案的抽血檢驗發現幾個疑點：嚴重酸中毒、血中

二氧化碳分壓高達 160 ～ 170mmHg、血糖值都超過 300 mg/dL。死亡的兩人經過司法相驗及解剖病理檢驗，發現他們的顱底蝶竇（鼻竇）內有吸入液體，確定有溺水跡象。另一個證據則是高血糖值；有研究報告顯示，溺水的人如果送醫時血糖越高，則比較少能有存活的案例。這兩人的肺臟皆呈現高度肺水腫及出血，因此，**死亡原因應該為吸入刺激性、有毒之液體併發肺水腫，導致呼吸衰竭、死亡。**

為什麼會在只有 50 公分（勞動部事後調查實際測量結果是 37.5 公分）深的水體中溺水而快速死亡？毒性低的碳酸顯影液可能引起致命性的肺部傷害嗎？其傷害的機轉又是如何？如果可以釐清真相，對於未來預防類似工安意外再度發生，將有相當大的幫助。

首先，槽底尚殘留約 37.5 公分深的顯影液。顯影液是鹼性液體，有點黏稠，加上界面活性劑的影響，槽體或槽底的接觸面會很滑。弧型槽底不易站穩容易滑倒，死亡的兩人可能是下到槽底時沒站穩而跌倒，顯影液嗆進呼吸道，所以槽外的人聽到的撞擊聲和雜亂水聲，應該就是滑倒時造成的聲響。但令人匪夷所思的是，一個成年人怎麼會溺斃在只有 37.5 公分深的水體中，而且還連續兩個人！

問題可能就出在桶槽裡。一般想到的理由通常有以下兩

點：一、桶槽裡可能充滿有毒氣體，使那兩個人中毒倒下；二、桶槽裡的氧氣濃度可能不足，導致缺氧傷害。除了殘餘的顯影液，桶槽裡大部分的空間應該是空氣，或是從液體蒸發上來、或是不明化學反應產生的氣體。假設空氣中有有毒成分存在，那麼進去救人的其他三人應該多少會受到影響才對，況且事後勞檢單位現場調查，也未發現有毒氣體存在。

有人認為可能是空氣中的二氧化碳濃度太高造成缺氧。因為碳酸鈉或碳酸氫鈉溶液在界面活性劑的影響下，可能會釋放出二氧化碳。由於二氧化碳比空氣重，應該會累積在槽桶下方；大量的二氧化碳可能造成缺氧，若空氣中含氧量低於 18% 就很危險。另外，吸入二氧化碳也可能會造成二氧化碳昏迷，這時病人血液中的二氧化碳分壓可能會上升。死亡的兩人送醫時，血中二氧化碳分壓確實分別升高至 159.1 和 170.8 毫米汞柱（正常人是 40 毫米汞柱），不過其他三名同事一樣在水槽內待了不等時間，他們的血液二氧化碳分壓卻是正常的。因此，二氧化碳昏迷的可能性也很低；再加上廠方檢測槽體內空氣含氧量正常，所以應該也沒有缺氧的問題。

究竟這兩名死亡個案的快速昏迷表現，是嗆喝到大量顯影液造成二氧化碳昏迷導致，還是有其他因素造成？病理解

剖發現的嚴重肺水腫和肺出血只是因為「溺水」，還是有其他的傷害機轉？我後來也從實驗中驗證，找出可能致死的兇手，指向最初被認為應該沒有毒性的碳酸顯影液。

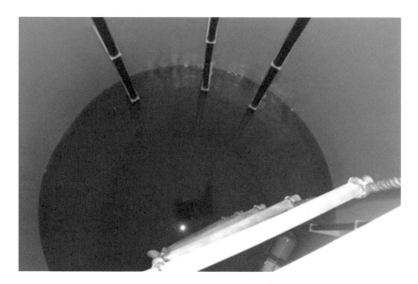

▲ 廠區鹼性化學房顯影滾筒槽內部。

· · ·

界面活性劑

滑倒時如果嗆到顯影液，顯影液內的非離子界面活性劑**成分會快速導致肺部發炎、肺泡滲液，造成肺水腫、缺氧，然後死亡；也有可能是吸收進入人體的非離子界面活性劑產生心臟毒性，造成致命性心律不整，而在很短的時間內休克死亡。**至於跌倒時大口喝到顯影液應該不是致命的原因，在小鼠實驗中，小鼠灌食 1 毫升的液體，其比例換算成 60 公斤的成年人大約是 2 公升的顯影液，這種曝露量在意外的狀況不容易發生，除非是故意喝下。

從動物實驗上看來，口服顯影劑可能只扮演 ·點點的角色，**呼吸道嗆進顯影劑才是重點。**

究竟什麼是界面活性劑？它真的那麼毒嗎？舉個倒水杯的例子大家應該能比較容易理解。

大家都有倒水杯的經驗，在水溢出來前停手的話，水面會因為表面張力關係稍微高於杯緣。表面張力是液體分子的特性，水分子的內聚力形成水表面張力，可以讓很輕的水黽在水面上行走。而界面活性劑就是能使目標溶液的表面張力顯著下降的物質。日常生活中使用的清潔劑裡，就添加有各式各樣的界面活性劑。

界面活性劑有「親水端」和「疏水端」。在清潔劑使用過

程中，疏水端會和油污接觸結合（故又稱親油端），沖水時親水端跟著水流把髒污洗掉。根據其離子型態，分為四種：陽離子、陰離子、中性離子和非離子界面活性劑。

　　一般家用清潔劑裡添加的是低濃度的陰離子或中性離子界面活性劑，這兩種界面活性劑毒性很低。毒性較高的則是陽離子界面活性劑，典型的例子是以四級銨結構出現的界面活性劑，濃度高時具有黏膜刺激及腐蝕性傷害，具有像南美箭毒的神經阻斷作用。

　　一般低濃度的陽離子介面活性劑常作為環境或身體消毒用，最近雖有推出新一代的陽離子界面活性劑，號稱毒性很低，甚至可以口服、用在兒童身上，不過，各個國家包括歐盟在內都持保留態度。

　　為了讓晶片上不存在雜質或水漬，科技廠會使用不同配方或不同化學成分的顯影液。案例中的碳酸顯影劑雖非毒性最強、高濃度的 TMAH，但仍發生了致死事故，**顯影液中的非離子介面活性劑顯然扮演著最重要的病理角色。**

　　非離子界面活性劑的毒性較沒有明確的中毒傷害機轉，但是臨床毒物學專家對它可不陌生，最具代表性的就是農藥除草劑「嘉磷塞」（glyphosate）。

　　嘉磷塞是世界上使用最廣的除草劑之一，在台灣常見的名

稱叫「年年春」、「家家春」等。嘉磷塞主要在抑制植物的莽草酸路徑（shikimic acid pathway），讓植物無法合成芳香族的氨基酸而乾枯死掉。這種除草劑最常使用的溶劑是 POEA 界面活性劑，它可以增加農藥的黏稠度，讓除草劑停留在植物葉面上，直到被吸收為止。POEA 小動物的百分之五十致死率在歐盟的資料顯示約 900 毫克 / 公斤體重，算是強毒性，具有很強的刺激性。此除草劑剛上市沒多久，就有日本醫師在《刺絡針》（Lancet）雜誌報導中毒致死個案，並把矛頭指向成分中只含 15% 的界面活性劑。

　　臨床上，我們也曾經收集嘉磷塞除草劑中毒個案。我們發現，口服這種除草劑中毒的個案到達急診室就醫時，咽喉粘膜傷害越厲害的，症狀表現越嚴重，死亡率越高。另外，也有一些文獻報導發現，病人如果吸入這個農藥，常導致嚴重心肺傷害，並且快速走向死亡。

　　工業上，去污力強的非離子界面活性劑大量用在清潔劑上。化學專家認為這種清潔劑毒性低，因此應用很廣，但後來發現其分解產物像環境賀爾蒙會污染水生環境。最有名的例子就是壬基酚聚乙氧基醇這種清潔劑，排放到河川等水體後，經微生物分解產生壬基苯酚，其結構式像雌性荷爾蒙，會使水中雄性動物易於雌性化。

除了上述之外，很多國家毒物諮詢中心近幾年都陸續發現膠囊清潔劑中毒問題。他們發現，這些**膠囊洗衣精為濃縮清潔劑液體，內含 10 ～ 40% 的各種界面活性劑，使用上不小心或大量吞食自殺、兒童誤食等，都會造成嚴重後遺症，甚至死亡**的後果。經過研究，大家公認應該是高濃度的非離子界面活性劑嫌疑最大，應該要管理介入措施，尤其是避免兒童接觸或發生意外。

　　台灣為高科技產業國家，晶片的製造技術日新月異，各種顯影劑或化學物質使用應該不會減少，說不定還會更加多元化。從故事個案的研究討論，對於非離子界面活性劑更不能輕忽，需要採取必要的防護措施，以減少吸入或嗆到的意外發生，消弭憾事再度發生的可能。

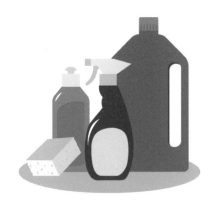

➕ 防毒小知識

○ ○ ○ ○ ○ ○ ○ ○ ○ ○ ○ ○ ○ ○ ○ ○

1. 雇主（公司／工廠）有責任遵守法規提供勞工安全的工作環境，並建立緊急事件發生應急措施，確實執行。

2. 就算物質安全資料表載明低毒性的化學物質，仍有可能在意料之外產生傷害。

3. 家用清潔劑多數毒性不高，但其中的界面活性劑仍有可能對身體造成危害，應注意不可用空瓶分裝、應清楚標示，且放在兒童不易取得之處，避免造成誤食。

4. 若發生誤食或飲用自殺事件，應盡速送醫。催吐反而容易使清潔劑／界面活性劑嗆入呼吸道造成吸入性肺炎，故不建議在家自行催吐。

5. 送醫時建議攜帶載明商品名和成分的物品如清潔劑包裝、空瓶等，以便急診醫師診斷。

17 無聲的殺手
── 一氧化碳中毒

　　很多人都知道，一氧化碳是最常見「沒有聲音、沒有形狀」的殺手，能在毫無察覺的情況下置人於死，也因此有「完美毒物」之稱。不過因為檢驗技術的進步與普及，目前已少有毒物能堪稱真正「完美」。

　　雖然媒體及醫院診間跑馬燈一直提醒：在寒冷冬天應注意瓦斯熱水器的使用安全警語，但每年發生一氧化碳中毒的事件仍頻傳，並未減少。而台灣除了燃燒木炭自傷的狀況外，熱水器的不當使用，是一氧化碳中毒最常見的環境因素。

　　以下分享的案例超乎大家想像，如果沒有去現場調查，很可能會造成兩家人難解的紛爭。

　　某日炎夏中午，急診值班醫師對我說：「有個剛從外院

轉來的一氧化碳中毒病人，情況很奇怪，病史不清楚，而且可能有糾紛。」轉來的病人神智不清楚，呼吸衰竭，已插上氣管內管協助呼吸，並給予 100% 氧氣，讓體內的一氧化碳加速排出。

據家屬表示，中毒現場有一男一女昏睡在裡面，他們的姪兒原想進叔叔房間吹冷氣寫暑假作業，覺得房間內有股莫名臭味，又看到地上有嘔吐物，還有大小便失禁的情形；小姪兒摀著鼻子想要叫醒他們，可是卻怎麼樣都叫不醒。他慌張地衝下樓去找其他大人，等消防救護人員到達現場時，女病人已沒有心跳，不知道死亡多久了？男病人則還有心跳。

消防救護人員將兩人送到附近醫院急診室，女病人後來在醫院宣告死亡，值班醫師懷疑男病人是中毒患者，在插上氣管內管後，又轉送到我們醫院急診。

女病人的媽媽接到通知後趕到醫院，看到女兒慘死在男朋友家裡，既羞愧又氣憤。她一口咬定是男朋友餵女兒毒品過量致死，請警察一定要予以嚴辦。抵達現場的警察不敢怠慢，在事發現場仔細搜索及找尋證據，並且派了兩名員警跟著男病人來到醫院急診室，除了瞭解醫師的診斷，也算是現場戒護。

由於轉診單上註明「可能是毒品危害」，又有警察跟隨，

因此一開始我們也把毒品過量當作可能的診斷之一。但住院醫師在認真探討病情之後，覺得需要檢測病人血中的一氧化碳濃度，因為從臨床表現——在同一環境中、兩人都有同樣的腸胃道症狀（嘔吐）、與同住家人共食但其他人沒事——在這種狀況下，他強烈懷疑是一氧化碳中毒。

事後證明住院醫師是對的。男病人的血中一氧化碳血紅素濃度 18 %，而毒品篩檢報告尿液中嗎啡和安非他命都是陰性反應。因此謎底揭曉：造成一死一重傷的元兇是「一氧化碳中毒」，而不是毒品濫用問題。

女病人媽媽無法接受這樣的結果，強烈質疑診斷的準確性，她認定大熱天裡怎麼可能會一氧化碳中毒？應該要加驗「其他毒品」。事實上，警方人員也表示現場沒有燒炭痕跡，同住家人更證實男病人的房間只開著冷氣，熱水器設置在沒有窗戶的陽台上，但陽台沒有晾衣服阻礙廢氣排放，一氧化碳從哪來的呢？

為了查明為何有一氧化碳？從哪裡產生？也為了預防中毒可能再度發生，經家屬同意後，我們做了一次現場調查。

到男病人家中實地勘查後，終於發現問題所在。原來當時安裝熱水器時，怕位置掛太高排氣孔接近二樓屋頂，廢氣不易排放，所以降低了安裝位置，如此一來，竟形成窗型冷

氣機在熱水器的旁邊，熱水器的廢氣排放正好對準冷氣的進氣口，當冷氣機和熱水器同時使用時，房間內就會灌進不少熱水器的廢氣。

我們向家屬提出了改善安裝位置，並向死者母親說明，希望還原真相才能告慰死者，撫平家屬傷痛。

回到事發當天的出事現場。

出事的房間冷氣機是室外機模式，而家人平日使用熱水器的習慣是晚上 8、9 點後，輪流去二樓浴室洗澡。一年多前裝機的時候，陽台雖沒加窗戶但很空曠，所以技師也沒有建議加裝強制排氣裝置。因此，或許是前一晚家人陸續洗澡時，熱水器廢氣持續排進房間，累積了高濃度的一氧化碳讓這兩人昏迷不醒，導致嚴重中毒，甚至死亡。

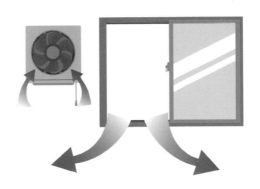

一氧化碳的毒性主要來自它所導致的組織性缺氧。當進入血液系統內，會和紅血球內的血紅素緊密結合在一起，當血紅素結合了一氧化碳之後，就不能再和氧氣結合形成氧合血紅素（Oxy-hemoglobin），失去攜帶氧氣的能力；這時從肺泡吸收的氧氣無法靠血紅素帶到全身，各個組織器官因而缺氧。

　　需要大量氧氣的腦部首當其衝；一旦明顯缺氧，大腦功能很快喪失造成昏迷，若來不及救出中毒現場，將會吸入更多一氧化碳，終至死亡。而一氧化碳中毒治療不是給予氧氣病人就會清醒，明顯中毒時會傷害大腦，造成永久性神經損傷或失智，需要長期照護。

• • •

　　早期 80 年代，台灣發生一氧化碳中毒的狀況，90% 都是來自熱水器意外。很多家戶為了使用方便，或是減少機體風吹日曬雨淋破壞縮短使用年限，會將熱水器直接裝在室內或陽台。

　　每當事故發生我到現場勘查時，都會一再提醒屋主要注意廢氣排放、空氣流通，才能降低一氧化碳中毒的危險。大

家總是回答：「有注意通風，窗戶也會隨時打開。」甚至有些人還表示他們從不關窗戶，所以絕對不會有問題。但災害總在輕忽中發生，每當天氣變冷、下大雨或是狂風大作時，很多人就會下意識地去「關好」窗戶，中毒意外因而發生。

從毒藥物諮詢中心的中毒個案研究也能發現，**一氧化碳中毒的發生和氣溫突然降低有密切關係**。每當冷鋒面或寒流降臨台灣，驟變的天氣可能就會影響民眾生活行為，導致熱水器不當使用，造成一氧化碳中毒容易發生，影響全家生命安全。

再分享一個中毒案例。某天凌晨 1 點多，家中電話響起，原來是表姊急切來電表示她女兒昏迷不醒且呼吸衰竭，北榮正緊急幫她作高壓氧治療。翌日，我趕緊找了空檔親自到醫院探視病人。在北榮毒物科團隊的醫療照顧下，姪女復原相當快速順利，甚至沒有殘留後遺症。為了探討中毒發生的原因，我也到他們家去訪視了一趟。

姪女住在一棟十幾樓集合住宅的五樓，背對著中庭，熱水器裝置在通風良好的陽台上，緊鄰著浴室。這天，姪女洗澡特別久，因為浴室內熱氣瀰漫，她把靠陽台那側的窗戶開了約 5 公分的縫隙。一個多小時後，她妹妹

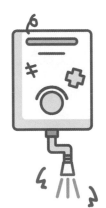

發現姊姊還沒洗好，便過去敲門。由於浴室的門打不開，姊姊也沒有回應，妹妹便從另一邊陽台進入浴室，發現姊姊倒在地上，浴缸的水一直流，瓦斯熱水器還激烈地燃燒著。心急的妹妹馬上關掉水龍頭，打電話請 119 救援，在等救護車到來時，她也打了電話給媽媽。

我站在陽台上找尋答案，感覺到中庭凝聚的風一直吹向陽台，我推測，一氧化碳廢氣應該就是這樣從浴室窗戶縫隙吹進去的。加上空間不大，一氧化碳氣體很容易就達到致人昏迷的濃度。

• • •

這種廢氣污染的情況，不勝枚舉。

另外，一氧化碳氣體分子比空氣輕，會聚集在高處；在同一個一氧化碳污染的環境中，較高處的地方一氧化碳濃度會較高，例如某個房間內充滿一氧化碳，睡上鋪的人吸到的一氧化碳濃度會比睡下鋪的人多，中毒症狀可能會較為嚴重。

有個最典型的案例，發生在一家連鎖麵包店工廠。

有一次多名員工懷疑中毒被送進急診室。其中一位男性

員工在工作現場昏倒，另外兩位主訴頭暈、站不穩、想吐，三人分別由救護車和同事的車子送進急診室。開車送同事就醫的員工到了急診室後也說頭暈，但表示自己已在公司的廁所嘔吐過，症狀較輕微，因此依據檢傷的嚴重度，在診間等醫師依序看診。

昏倒的員工必須首先處理，急救室醫師正在想該如何下診斷，因為病人抽血檢測的急診常規報告全部正常（肝腎功能、血液電解質、血色素和心電圖檢查）。此時聽見開車同事跟診療醫師的說明，表示他們共有四位同事一起來急診，其中一位還在急救室裡面⋯⋯這讓急診醫師馬上聯想會不會是一氧化碳中毒？趕緊通知其他醫師加驗這四個人的血中一氧化碳血紅素濃度，結果一氧化碳血紅素從 13% 到 28% 全屬異常，尤其以在急救室急救的員工最高，證實這起意外事故是因為一氧化碳中毒所引起。

經過 1～2 天的高濃度氧氣治療，四名員工陸續康復出院。他們出院那天，我也去到現場查看可能的中毒原因。

這家連鎖麵包店在台北、台中都有好幾間分店，為了供應分店所需，除了台北設有生產工廠之外，在台中某公寓二樓也設了一間較為簡易的工廠。裡面放置三台中型瓦斯烤麵包機，出口的門上有一台抽風機將廢氣抽出屋外，並且出口

有獨立樓梯可以下到一樓。領班回憶，那天負責開門的員工遲到約半小時，大夥兒進到裡面急忙開始備料、製作各種麵糰和烤麵包工作，忘了要開抽風機；工作中雖然有人覺得頭暈，不過不適感並不明顯。而最嚴重的那名員工，是上個月才來報到的新人，他身體較弱，來上班一個多月已經請兩次病假，每次都是頭暈、頭痛、全身無力。那天他也是表示頭暈不舒服，才講完不到 1 分鐘人就暈過去，大家都嚇到了。

經調查，這幾台瓦斯烤麵包機確實會排出不少一氧化碳廢氣，所以公司在門上裝設了抽風機將大部分廢氣排出。而這位新進員工身高有 176 公分，每次在進出大門時，他常會撞到比自己身高矮的抽風機。也正因為抽風機架設的位置比 176 公分低，難怪他才上班不久就因為廢氣排放的影響，必須請病假休息。

其他員工因為身高不高，當抽風機正常運作時，就不會有吸到一氧化碳的風險，所以平時大家是很少出現頭暈、頭痛、噁心、嘔吐不舒服症狀的。只是當天負責人員忘了開抽風機，讓天花板上積蓄了高濃度一氧化碳，才導致這起意外中毒事件。

• • •

我也曾經看過一個 70 幾歲有高血壓病史的老婆婆，平常按規律在門診追蹤及用藥治療，過去兩年的冬天被送來急診兩次，兩次的診斷都懷疑是腦中風或暫時性腦缺血。這次是女兒回家一起吃晚餐，飯後媽媽回房間半個多小時沒有出來，女兒進去查看卻發現媽媽斜躺在床邊叫不醒，趕快打 119 送媽媽去急診，沒想到在救護車上媽媽用了氧氣很快就清醒了。

究其原因，也是瓦斯熱水器所引起。媽媽的房間距離陽台很近，而瓦斯熱水器就安裝在媽媽房間的窗戶旁。晚餐後，大媳婦開了熱水洗碗，可能陽台曬滿了衣服，讓通風變差，熱水器廢氣排不出去全進到媽媽房間，造成了中毒昏迷。還好暴露時間沒有很長，很快就能救治清醒。

這時他兒子突然反應會不會媽媽前兩次急診，也是一氧化碳中毒？值班醫師調了病歷查看，因為當時沒有抽血報告，腦部電腦斷層檢查也沒有典型的一氧化碳中毒病兆，確切原因他不敢肯定。不過這次血中一氧化碳血紅素濃度是 28%，病患確定是一氧化碳中毒。

一氧化碳氣體沒有臭味，沒有顏色，當人們暴露中毒時常常也是「無聲」的。病人不知道要求救，送到了急診室，也不會主動告知醫師：「我一氧化碳中毒了！」病患的臨床

表現，最常見一開始可能是腸胃道症狀，接著就是神智改變。

　　而這類中毒很特別的一點，就是可能和「洗澡」有關，這點相關性家屬可以提醒急診醫師，不要忘了一氧化碳中毒的診斷。因為有人會因腸胃道症狀被誤認為是食物中毒，或上了年紀的病人神智不清時被當成腦中風來處置。

　　台灣瓦斯燃料比電價便宜且易於取得，整體成本相對低很多，一般民眾或是商店大多傾向使用。既然瓦斯熱水器的使用在生活上不可或缺，民眾如何安全使用，廠商設計安全的熱水器及加強安裝安全，都是全民應注意的事，可大幅減少一氧化碳中毒事件的發生。

➕ 防毒小知識

1. 為避免造成一氧化碳中毒意外，可在瓦斯熱水器的廢氣出口，加裝目前最先進的「強制排氣設備」，將廢氣強制排放到屋外。

2. 民眾安裝瓦斯熱水器遵照「五要」原則：

   - 要保持環境的「通風」：避免陽台違規使用、加裝窗戶及晾曬大量衣物。

   - 要使用安全的「品牌」：熱水器應有 CNS（國家標準）及 TGAS（台灣瓦斯器具安全標誌）檢驗合格標示。

   - 要選擇正確的「型式」：屋外式、開放式、半密閉自然排氣式、半密閉強制排氣式、密閉強制排氣式熱水器；建議不論選擇哪種形式，一定要讓熱水器的廢氣往外、往上排放。如果無法完全做到這一點，建議改裝「電」熱水器，寧可多花點錢，不要賠上自己和家人的生命健康。

- 要注意安全的「安裝」：由合格技術士依安裝標準安裝。

- 要注意平時的「檢修」：熱水器應定期檢修或汰換，如發現有水溫不穩現象或改變熱水器位置或更換組件時，都應該請合格技術士操作。

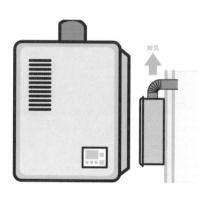

毒物醫學深入了解

　　當一氧化碳暴露中毒時，10 ～ 30% 濃度可能產生腸胃道症狀、頭暈、頭昏等不舒服；達到 30 ～ 50% 時病人可能就會昏迷；60% 以上可能很快就會呼吸衰竭、死亡。

　　如果病人開始用氧氣治療，一氧化碳血紅素降低的速度會加快。所以一旦懷疑病人是一氧化碳中毒，即應該盡快檢測血中一氧化碳血紅素濃度，以免錯失診斷和給予氧氣治療的契機。

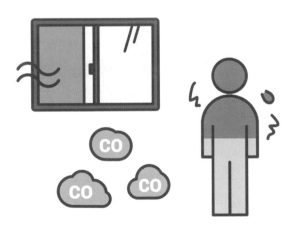

參考資料

03 藏在食物裡的祕密——海鮮中毒還是農藥中毒？

- Ming-Jun Tsai, Sheng-Nan Wu, Hsien-An Cheng, Shu-Hui Wang & Hung-Ting Chiang (2003) An Outbreak of Food-borne Illness Due to Methomyl Contamination, Journal of Toxicology: Clinical Toxicology, 41:7, 969-973

- Lin, WF; Hwang,DF. Analysis of poisoning cases, monitoring and risk warning for marine toxins (TTX, PSP and CTXs) in Taiwan. J Food Drug Anal. 2012, 20, 764–771.

- 衛福部食藥署網站 https://www.fda.gov.tw/TC/site.aspx?sid=1931&r= 455706453

05 中藥五寶粉補身卻更傷——重金屬鉛丹中毒

- https://www.who.int/news-room/fact-sheets/detail/lead-poisoning-and-health

- Ujueta F, Navas-Acien A, Mann KK, Prashad R, Lamas GA. Low-Level Metal Contamination and Chelation in Cardiovascular Disease-A Ripe Area for Toxicology Research. Toxicol Sci. 2021 May 27;181(2):135-147.

- Institute for Health Metrics and Evaluation (IHME). GBD Compare. Seattle, WA: IHME, University of Washington; 2019.

- Rogan W, Ware J.Exposure to Lead in Children — How Low Is Low Enough? N Engl J Med 2003; 348:1515-1516

- Canfield, R. L. et al. Intellectual impairment in children with blood lead concentrations below 10 μg per deciliter. N Engl J Med 2003；348,

1517–1526.

- Coren M. J. 50 Years of Research Shows there is No Safe Level of Childhood Lead Exposure, Quartz, June 16,2022

08 鮮甜葡萄成熟時 —— 2- 氯乙醇催芽劑中毒

- Chen YT, Liao JW, Hung DZ. Protective effects of fomepizole on 2-chloroethanol toxicity. Hum Exp Toxicol. 2010 Jun;29(6):507-12.

- Deng, J. F., Yang, C. C., Tsai, W. J., Ger, J. and Wu, M. L. (2001) Acute ethylene chlorohydrine poisoning: experience of a poison control center. J. Toxicol. Clin. Toxicol., 39, 587-593.

- Hung DZ, Lee HP, Huang CF (2016) The Last Dinner: Fatality of 2-Chloroethanol Intoxication. J Clin Toxicol 6: 314. doi: 10.4172/2161-0495.1000314

- Chen YT, Hsu CI, Hung DZ, Matsuura I, Liao JW. Effects of chloroacetaldehyde in 2-chloroethanol-induced cardiotoxicity. Food Chem Toxicol. 2011 May;49(5):1063-7.

- Sakai A, Shimizu H, Kono K, Furuya E. Monochloroacetic acid inhibits liver gluconeogenesis by inactivating glyceraldehyde-3-phosphate dehydrogenase. Chem Res Toxicol. 2005 Feb;18(2):277-82.

- Hanly L, Chen N, Rieder M, Koren G. Ifosfamide nephrotoxicity in children: a mechanistic base for pharmacological prevention. Expert Opin Drug Saf. 2009 Mar;8(2):155-68.

09 來不及的悔恨 —— 巴拉刈農藥中毒

- Gawarammana IB, Buckley NA. Medical management of paraquat ingestion. Br J Clin Pharmacol. 2011 Nov;72(5):745-57.

- Wilks MF, Fernando R, Ariyananda PL, Eddleston M, Berry DJ, Tomenson JA, Buckley NA, Jayamanne S, Gunnell D, Dawson A. Improvement in survival after paraquat ingestion following introduction of a new formulation in Sri Lanka. PLoS Med. 2008 Feb;5(2):e49. doi: 10.1371/journal.pmed.0050049

12 誰才是真正的兇手？——鎖鏈蛇毒事件

- Hung DZ, Wu ML, Deng JF, Yang DY, Lin-Shiau SY. Multiple thrombotic occlusions of vessels after Russell's viper envenoming. Pharmacol Toxicol. 2002 Sep;91(3):106-10.

- Myint-Lwin, Warrell DA, Phillips RE, Tin-Nu-Swe, Tun-Pe, Maung-Maung-Lay. Bites by Russell's viper (Vipera russelli siamensis) in Burma: haemostatic, vascular, and renal disturbances and response to treatment. Lancet. 1985 Dec 7;2(8467):1259-64.

- Tun-Pe, Ba-Aye, Aye-Aye-Myint, Tin-Nu-Swe, Warrell DA. Bites by Russell's vipers (Daboia russelii siamensis) in Myanmar: effect of the snake's length and recent feeding on venom antigenaemia and severity of envenoming. Trans R Soc Trop Med Hyg. 1991 Nov-Dec;85(6):804-8.

- Hung DZ, Wu ML, Deng JF, Lin-Shiau SY. Russell's viper snakebite in Taiwan: differences from other Asian countries. Toxicon. 2002 Sep;40(9):1291-8.

- Hung DZ, Yu YJ, Hsu CL, Lin TJ. Antivenom treatment and renal dysfunction in Russell's viper snakebite in Taiwan: a case series. Trans R Soc Trop Med Hyg. 2006 May;100(5):489-94.

13 合作的蜂群 —— 致命的虎頭蜂攻擊

• 《與虎頭蜂共舞：安奎的虎頭蜂研究手札》，安奎著作・2015。

---

14 廢鐵船裡的碼頭工人 —— 硫化氫中毒

• https://www.cdc.gov/niosh/idlh/7783064.html

---

15 移工悲歌 —— 氫氟酸水溶液中毒

• Wu ML, Yang CC, Ger J, Tsai WJ, Deng JF. Acute hydrofluoric acid exposure reported to Taiwan Poison Control Center, 1991-2010. Hum Exp Toxicol 2014;33(5):449-54.

• Kim MS, Shin H, Kim H, Choi SW, Kim JE, Lee HY, Moon JE. Analysis of Factors Contributing to the Occurrence of Systemic Toxicity in Patients with Hydrofluoric Acid Skin Exposure Injury: An Individual Participant Data Meta-Analysis of 125 Clinical Cases from 1979 to 2020. J Burn Care Res. 2022 May 7:irac063.

• Yang K, Hung D, Chang S. Splashed by a clear liquid,Emergency Medicine Journal. 2017;34:475.

• Burgher F, Mathieu L, Lati E, Gasser P, Peno-Mazzarino L, Blomet J, Hall AH, Maibach HI. Part 2. Comparison of emergency washing solutions in 70% hydrofluoric acid-burned human skin in an established ex vivo explants model. Cutan Ocul Toxicol. 2011 Jun;30(2):108-15.

2AB734

然後，你就中毒了：

來不及後悔的毒物真相，跟著醫師秒懂食品安全、藥物危害、野外傷害、
環境工災等致命毒害

作　者	洪東榮
文字協力	洪于涵
版面構成	江麗姿
封面設計	任宥騰
責任編輯	溫淑閔
主　編	溫淑閔
行銷企劃	辛政遠、楊惠潔
總編輯	姚蜀芸
副社長	黃錫鉉
總經理	吳濱伶
發行人	何飛鵬
出　版	創意市集

發　行　英屬蓋曼群島商家庭傳媒
　　　　股份有限公司城邦分公司
　　　　歡迎光臨城邦讀書花園
　　　　網址：www.cite.com.tw

香港發行所　城邦 (香港) 出版集團有限公司
　　　　　　九龍九龍城土瓜灣道 86 號
　　　　　　順聯工業大廈 6 樓 A 室
　　　　　　電話：（852）25086231
　　　　　　傳真：（852）25789337
　　　　　　E-mail：hkcite@biznetvgator.com

馬新發行所　城邦（馬新）出版集團
　　　　　　41, Jalan Radin Anum, Bandar Baru Sri
　　　　　　Petaling, 57000 Kuala Lumpur, Malaysia.
　　　　　　電話：（603）90563833
　　　　　　傳真：（603）90576622
　　　　　　E-mail：services@cite.my

展售門市　台北市民生東路二段 141 號 7 樓
製版印刷　凱林彩印股份有限公司
　　　　　2024 年 01 月　初版 1 刷
　　　　　Printed in Taiwan
ＩＳＢＮ　978-626-7336-30-4
定　價　480 元

客戶服務中心
地址：10483 台北市中山區民生東路二段 141 號 B1
服務電話：（02）2500-7718、（02）2500-7719
服務時間：周一至周五 9：30 ～ 18：00
24 小時傳真專線：（02）2500-1990 ～ 3
E-mail：service@readingclub.com.tw

若書籍外觀有破損、缺頁、裝訂錯誤等不完整現象，
想要換書、退書，或您有大量購書的需求服務，都
請與客服中心聯繫。

詢問書籍問題前，請註明您所購買的書名及書號，
以及在哪一頁有問題，以便我們能加快處理速度為
您服務。

我們的回答範圍，恕僅限書籍本身問題及內容撰寫
不清楚的地方，關於軟體、硬體本身的問題及衍生
的操作狀況，請向原廠商洽詢處理。

廠商合作、作者投稿、讀者意見回饋，請至：
FB 粉絲團：http://www.facebook.com /InnoFair
E-mail 信箱：ifbook@hmg.com.tw

國家圖書館出版品預行編目（CIP）資料

然後，你就中毒了：來不及後悔的毒物真相，跟
著醫師秒懂食品安全、藥物危害、野外傷害、環
境工災等致命毒害/洪東榮著 . -- 初版 . -- 臺北市：
創意市集出版：城邦文化事業股份有限公司發行，
2024.01
　面；　公分

　ISBN　978-626-7336-30-4(平裝)
　1.CST: 中毒 2.CST: 毒理學 3.CST: 急救 4.CST: 急
診醫學

415.225　　　　　　　　　　　　112013532